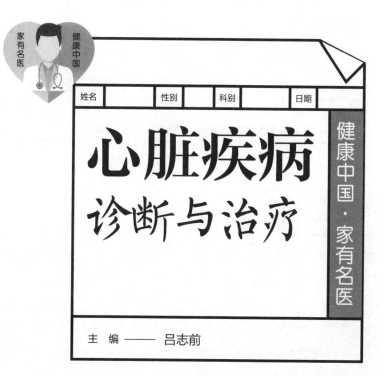

健康中国·家有名医

姓名		性别		科别		日期	

心脏疾病
诊断与治疗

主 编 —— 吕志前

U0198275

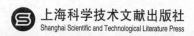

上海科学技术文献出版社
Shanghai Scientific and Technological Literature Press

图书在版编目（CIP）数据

心脏疾病诊断与治疗／吕志前主编．—上海：上海科学技术文献出版社，2020

（健康中国·家有名医丛书）

ISBN 978-7-5439-8120-1

Ⅰ．①心…　Ⅱ．①吕…　Ⅲ．①心脏病—诊疗—普及读物

Ⅳ．① R541-49

中国版本图书馆 CIP 数据核字 (2020) 第 053940 号

策划编辑：张　树
责任编辑：付婷婷　张亚妮
封面设计：樱　桃

心脏疾病诊断与治疗
XINZANG JIBING ZHENDUAN YU ZHILIAO
主编　吕志前
出版发行：上海科学技术文献出版社
地　　址：上海市长乐路 746 号
邮政编码：200040
经　　销：全国新华书店
印　　刷：常熟市人民印刷有限公司
开　　本：650×900　1/16
印　　张：15
字　　数：155 000
版　　次：2020 年 7 月第 1 版　2020 年 7 月第 1 次印刷
书　　号：ISBN 978-7-5439-8120-1
定　　价：35.00 元
http://www.sstlp.com

"健康中国·家有名医"丛书总主编简介

王 韬

同济大学附属东方医院主任医师、教授、博士生导师，兼任上海交通大学媒体与传播学院健康与医学传播研究中心主任。创立了"达医晓护"医学传播智库和"智慧医典"健康教育大数据平台；提出了"医学传播学"的学科构想并成立"中国医学传播学教学联盟"。任中国科普作家协会医学科普创作专委会主任委员、应急安全与减灾科普专委会常务副主任委员、中华预防医学会灾难预防医学分会秘书长。全国创新争先奖、国家科技进步奖二等奖、上海市科技进步奖一等奖、中国科协"十大科学传播人物"获得者。"新冠"疫情期间担任赴武汉国家紧急医学救援队（上海）副领队。

李校堃

微生物与生物技术药学专家，中国工程院院士，教授、博士生导师，温州医科大学党委副书记、校长、药学学科带头人，基因工程药物国家工程研究中心首席专家。于1992年毕业于白求恩医科大学，1996年获中山医科大学医学博士学位。2005年入选教育部新世纪优秀人才，2008年受聘为教育部"长江学者奖励计划"特聘教授，2014年入选"万人计划"第一批教学名师。长期致力于以成纤维细胞生长因子为代表的基因工程蛋白药物的基础研究、工程技术和新药研发、临床应用及转化医学研究，在国际上首次将成纤维细胞生长因子开发为临床药物。先后获得国家技术发明奖二等奖、国家科技进步奖二等奖等，发表论文200余篇。

"健康中国·家有名医"丛书编委会

本书编委会

总　序

健康是人生最宝贵的财富,然而疾病却是绕不开的话题。2020年中国人民共同经历了一场战"疫",本应美如画卷的春天,被一场突如其来的疫情打破。这让更多人认识到健康的重要性,也激发了全社会健康意识的觉醒。

现代社会快节奏和高强度的生活方式,使我们常常处于亚健康状态。美食诱惑、运动不足、嗜好烟酒,往往导致肥胖,诱发高血压、高血脂、高血糖、高尿酸乃至冠心病、脑卒中,甚至损伤肺功能,造成肾功能衰退,而久病卧床又会造成肺炎、压疮、下肢血管栓塞等衍生疾病……凡此种种,严重影响人们的健康生活。

"经济要发展,健康要上去"是每个老百姓的追求,健康是人们最具普遍意义的美好生活需要。鉴于此,上海科学技术文献出版社策划出版了"健康中国·家有名医"丛书。丛书作者多为上海各三甲医院临床一线专科医生,遴选临床常见病、多发病,为广大读者提供一套随时可以查阅的医学科普读物。

如今,在国内抗"疫"获得阶段性胜利的情况下,全国各地逐渐复工复产,医务人员和出版人也在用自己的实际行动响应政府号召。上海科学技术文献出版社精心打造的这套丛书,为全社会健康保驾护航,让大众在疫情后期更加关注基础疾病的治疗,提高机体免疫力,在这场战"疫"取得全面胜利的道路上多占

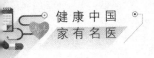

得一些先机，也希望人们可以早日恢复健康生活。

本丛书秉承上海科学技术文献出版社曾经出版的"挂号费"丛书理念，作为医学科普读物，为广大读者详细介绍了各类常见疾病发病情况，疾病的预防、治疗，生活中的饮食、调养，疾病之间的关系，治疗的误区，患者的日常注意事项等。其内容新颖、系统、实用，适合患者、患者家属及广大群众阅读，对医生临床实践也具有一定的参考价值。本丛书版式活泼大气、文字舒展，采用一问一答的形式，逻辑严密、条理清晰，方便阅读，也便于读者理解；行文深入浅出，对晦涩难懂的术语采用通俗表达，降低阅读门槛，方便读者获取有效信息，是可以反复阅读、随时查询的家庭读物，宛若一位指掌可取的"家庭医生"。

本丛书的创作团队，既是抗"疫"的战士，也是健康生活的大使。作为国家紧急医学救援队的一员，从武汉方舱医院返回上海的第一时间能够看到丛书及时出版，我甚是欣慰。衷心盼望丛书可以让大众更了解疾病、更重视健康、更懂得未病先防，为健康中国事业添砖加瓦。

王 韬

中国科普作家协会医学科普创作专委会主任委员

赴武汉国家紧急医学救援队（上海）副领队

2020年4月3日于上海

前　言

随着改革开放,人们的生活节奏和生活内容都发生了翻天覆地的变化。饮食结构和生活习惯的明显改变,使得人们对于自己和家人的健康问题尤为关注。近年来,心脏疾病的发病数量迅猛增加,成为威胁人们生命,特别是中老年人健康的主要疾病之一。在经济发展早期,人们的饮食习惯和生活节奏发生的巨大变化导致心脏疾病发病明显增加;随着经济发展逐步成熟,人们对疾病的认识和预防方法的不断完善,特别是预防性措施更加合理有效,心脏疾病发病率明显下降,给人类长寿带来福音。

社会的发展和进步,使人们的寿命不断延长,对自己的健康问题日益重视,急切需要了解有关心脏疾病的知识。为了加强推广及普及心脏疾病的知识,我们特编写本书以介绍常见心脏疾病(如冠心病、瓣膜病、先天性心脏病、心包疾病、心肌病等)的基本概念、病因和危险因素、诊断方法、治疗原则和预防措施、心脏手术前准备和术后注意事项等。书中对常见问题进行了详细的解答,内容丰富,通俗易懂,实用性、可读性强。本书有利于广大患者及其家属了解和掌握心脏疾病的基本知识,提高人们对心脏疾病的认识,增强自我预防和及时发现心脏疾病的能力;便

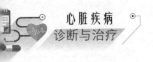
于采取合理科学的治疗和预防方法,减少不必要的心理负担;有
利于增强医患之间的合作,提高心脏疾病的诊治水平。

上海交通大学医学院附属第六人民医院

心胸外科主任

吕志前

目　录

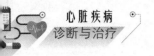

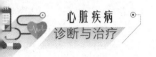

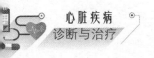

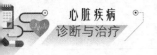

患了心脏疾病可能会有的一些表现

什么叫心悸

心悸是患者自觉有心慌、烦躁等心前区不适感觉，并常常引起焦虑和恐惧。产生心悸的主要原因是：①心律失常，如窦性心动过速或心动过缓、期前收缩（早搏）、心房纤颤（房颤）、房扑、阵发性心动过速及高度房室传导阻滞等。②心脏搏动增强，如二尖瓣或主动脉瓣关闭不全、"左向右分流"（左心房、左心室或主动脉系统向右心房、右心室或体静脉及肺动脉系统分流）先天性心脏病所致的心搏量增加，以及剧烈活动后情绪激动、甲状腺功能亢进、严重贫血、低血糖及嗜铬细胞瘤等均可引起心搏量增加。此外，咖啡因、肾上腺素、乙醇（酒精）、麻黄素、阿托品、氨茶碱及甲状腺素等亦可以改变心率，引起不适。③心血管神经官能症。

什么叫乏力

乏力是因心脏排血量减低或组织灌注不足所致的劳累感觉。见于严重的主动脉瓣及二尖瓣病变，尤以关闭不全为主。

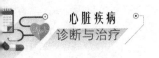

显著的乏力常提示心功能不全或病变严重。此外,乏力常见于
严重贫血、营养不良及慢性消耗性疾病。

◯ 什么叫呼吸困难

　　呼吸困难是心脏病患者最常见的也是最重要的症状之一。
在排除其他系统,尤其是呼吸系统的病变外,呼吸困难往往提示
左心功能不全。常见的心脏性呼吸困难有 3 种。

　　(1) 劳累性呼吸困难:是左心功能负荷过度,不能通过增加
心脏的输出来满足机体需求,即心功能失代偿阶段早期出现的
症状。患者在一般轻微活动时无明显气促,而在较剧烈活动后及
情绪激动时感到明显气短、呼吸浅快,休息后可缓解,随着病情的
发展,呼吸困难逐渐加重。常见于各种心脏病引起的心力衰竭。

　　(2) 阵发性呼吸困难:其发生的病理生理基础是肺瘀血,而
急性左心功能衰竭是导致急性肺瘀血的主要原因。其特点是大
多在夜间熟睡时发生,患者由于突然严重的胸闷、气短及窒息感
而从睡眠中醒来,被迫坐起,常有咳嗽、咳白色泡沫痰,伴心悸、
烦躁、大汗。其主要原因是平卧时从周围组织回流至心脏的血
流增加,引起肺瘀血,坐起后回心血流量减少,症状缓解。常见
于主动脉瓣、二尖瓣病变及冠心病等左心功能失代偿时。

　　(3) 端坐呼吸:表现为呼吸困难持续存在,休息也不缓解,平
卧时加重,被迫采取坐位;严重时双下肢悬于床下,以减少回心
血量,增强呼吸运动,使肺瘀血减轻,症状才能缓解。端坐呼吸
的出现提示左心功能已重度衰竭。

为什么患了心脏疾病会有咳嗽和咯血

　　心脏疾病引起肺瘀血时常常出现咳嗽,多合并气急,如活动后出现咳嗽或夜间熟睡中突然发生咳嗽伴气急或端坐呼吸,提示左心功能衰竭。风湿性心脏病二尖瓣狭窄时最容易引起咯血,有时为其最早出现的症状,主要是因为左心房血液不能顺利进入左心室,导致左心房扩大压迫支气管管壁引起。如果肺动脉扩张压迫左喉返神经,还可引起声音嘶哑和咳嗽。

什么叫蹲踞体位

　　蹲踞体位是发绀型先天性心脏病常见的特殊症状之一。患者常因活动后出现缺氧,通过蹲踞增加体循环阻力及肺血管血流量,增加血液进入肺循环进行氧交换,提高血液中氧含量,改善患者缺氧和呼吸困难的症状。

胸痛的原因是什么

　　最常见的胸痛是由冠心病引起的心绞痛和心肌梗死引起的剧痛,心包炎、胸主动脉瘤和夹层动脉瘤也可引起胸痛。典型的

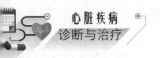
心绞痛为胸骨后及心前区压迫感或紧缩的疼痛感,伴有窒息或濒死的恐惧感,疼痛常向左上肢放射,往往沿左肩向左臂前内侧到达小指与无名指。心绞痛一般可持续 3～5 分钟,休息后或含服硝酸盐类扩血管药物可以缓解。心肌梗死所致的疼痛多比心绞痛更剧烈,部位和性质与心绞痛相似,但持续时间可长达 1～2 小时甚至更长。

其他心脏疾病,如重度主动脉瓣狭窄或关闭不全、肺动脉高压、先天性冠状动脉畸形、甲状腺功能亢进、缺氧等可造成冠状动脉血流量减少或心肌耗氧量增加,如果心脏负荷突然增加,而血液供应不足就可引起心绞痛。胸主动脉瘤或主动脉夹层动脉瘤主要表现为胸骨后或心前区剧痛,随呼吸运动而加剧,疼痛时间较长,多为高血压、马方(Marfan)综合征、外伤、感染等所致,其疼痛主要为瘤体压迫胸壁、脊椎及神经或因主动脉壁中层撕裂所致。手术对切口周围组织的牵拉所造成的术后隐痛,会逐步好转消失。

心源性晕厥的原因是什么

这是指因心脏功能异常引起的脑组织供血不足所致的急性而短暂的意识丧失。其表现可以仅持续数秒,头晕、眼花及胃部不适,也可持续几分钟。常见的原因有以下几种。

(1) 严重的心律失常,如完全性房室传导阻滞、窦房传导阻滞或停搏、阵发性心动过速、心室颤动等。

（2）心脏血液充盈及排出障碍,如重度主动脉瓣、二尖瓣及肺动脉瓣狭窄,急性心包压塞,急性心肌梗死,左心房黏液瘤瘤体堵塞二尖瓣瓣口等。

（3）发绀性先天性心脏病存在大量血液从右心房、右心室至左心房、左心室分流的患者(常见于法洛四联症),由于劳累缺氧导致右心室流出道肌肉收缩或右心室压力增高,体循环阻力降低,使右心房、右心室向左心房、左心室的分流量增加,肺部血流量明显减少,导致血液含氧量降低,出现缺氧性晕厥。

先天性心脏病患儿为什么会发生反复呼吸道感染

先天性心脏病患儿由于存在左心房、左心室向右心房、右心室分流,造成肺循环血流量提高、肺动脉压力增加、肺毛细血管扩张,容易引起气管炎和肺炎等疾病。另外,由于先天性心脏病患儿生长发育迟缓,抵抗力较低,也容易发生反复呼吸道感染。心力衰竭引起的肺瘀血,也是造成先天性心脏病患儿反复发生呼吸道感染的常见原因。

什么是发绀

发绀是指机体血液内还原的血红蛋白或异常血红蛋白量增多,致使皮肤与黏膜出现紫蓝色。当100 ml血液中还原血红蛋

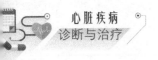
白所占比例超过 5% 时,即可出现发绀。发绀分为中央型、周围型和混合型 3 种。

(1) 中央型发绀:是指肺功能不全或由于心脏内大量从右心房、右心室向左心房、左心室分流所致的发绀。表现为全身皮肤及口腔黏膜、眼结膜等呈现蓝紫色,发绀部位温暖,周围血管扩张,并伴有杵状指(趾)和红细胞增高。

(2) 周围型发绀:指动脉血氧饱和度正常,静脉压增高,血液流经组织脏器时过于迟缓,组织摄取氧超过正常的 5% 容积,使得毛细血管内未饱和血红蛋白超过 6.5% 容积时即可出现发绀。表现为手脚、鼻尖、口唇及耳郭等末梢皮肤温度较低处出现发绀。

(3) 混合型发绀:是指两者并存,多见于后天性瓣膜病变患者。

什么是杵状指(趾)

杵状指(趾)(图 1)其表现为手指及足趾的指甲后方基部与皮肤之间的正常凹陷消失,发展为末端软组织增生膨大,指(趾)甲周围的皮肤紧张而有光泽。其发生主要是由于长期缺氧引起肢端微血管扩张,局部血流加速,导致软组织增生所致。杵状指多见于发绀性先天性心脏病或肺源性心脏病患者。

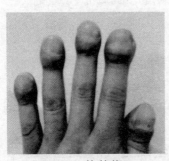

图 1 杵状指

引起水肿的原因是什么

机体液体在血管外组织中过多的积聚称为水肿。其原因主要是右心功能不全或全心功能不全,心肌收缩力减弱,静脉回流受阻所致。其特点为首先发生于身体下垂部位,如脚踝部、小腿前胫部。由于心脏疾病引起的水肿多表现为早晨轻、睡前重的特点,而肾源性水肿主要表现在眼睑等皮肤组织松弛处,多表现为早晨起床时比较明显。

什么是颈静脉怒张和搏动异常?
引起的原因是什么

正常人在直立位时不应看到颈静脉,仅在卧位时可在锁骨上看到一小段颈静脉。如在半卧位时见到颈静脉超过颈部长度的 1/3,甚至在坐位和立位时也能看到,则称为颈静脉充盈,严重者称为颈静脉怒张。颈静脉怒张常见于右心衰竭、缩窄性心包炎、心包积液及三尖瓣狭窄或三尖瓣重度关闭不全等情况。如双侧颈动脉搏动强弱不等,则提示可能存在主动脉弓部动脉瘤、主动脉夹层动脉瘤或多发性大动脉炎等。

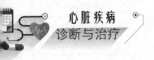

为什么会出现脉搏异常

常见的脉搏异常有:①不整脉,即脉搏搏动不规律,见于心律失常,如心房颤动、心室期前收缩(早搏)、房室传导阻滞等。②水冲脉,即脉搏来之宏大,继而迅速陷落,常见于主动脉瓣关闭不全、动脉导管未闭、主动脉窦瘤破裂、甲状腺功能亢进及完全性房室传导阻滞。③交替脉,即脉搏一强一弱交替出现,它的出现表明已存在严重左心室功能衰竭。④奇脉,吸气时脉搏减弱,呼气时脉搏增强,见于心包积液、缩窄性心包炎、重度肺气肿或支气管哮喘等。⑤脉搏消失,见于严重休克状态、多发性大动脉炎。

了解一些心脏及心脏疾病的常识

心血管系统是如何构成的

　　心血管系统由心脏和与之相连接的血管组成,血管包括动脉系统和静脉系统。与心脏连接的静脉有上腔静脉、下腔静脉、肺静脉;与心脏连接的动脉有主动脉和肺动脉。心脏是一个中空的肌性脏器,其内部结构较为复杂,主要由4个心腔和4组瓣膜组成。心脏被纵行的心房间隔和心室间隔分成左右两部分,心腔包括右心房、右心室、左心房和左心室,具有贮血和射血的功能(图2)。

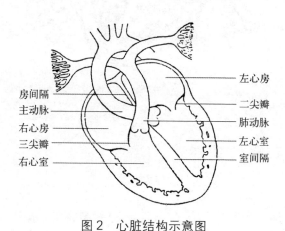

图2　心脏结构示意图

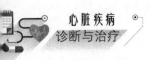

　　心脏的四个瓣膜为三尖瓣、肺动脉瓣、二尖瓣和主动脉瓣，具有保证血液单向流动且不反流的单向阀门作用。左、右心房和心室之间分别有各自的房室瓣，保证血液从心房流向心室的单向性。右心房与右心室之间的瓣膜具有 3 个瓣叶称为三尖瓣；左心房与左心室之间的瓣膜具有 2 个瓣叶称为二尖瓣；右心室与肺动脉之间有肺动脉瓣，也是 3 个瓣叶；左心室与主动脉之间有主动脉瓣，亦是 3 个瓣叶，这些瓣膜在维持血流的单向流动方面起着至关重要的作用(图 3)。

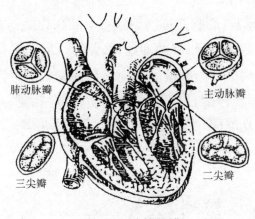

图 3　心脏的瓣膜

心血管有哪些功能

　　心脏是一个肌性的起动力功能的脏器，如同水泵一样，通过其有节律地收缩和舒张，将来自全身的静脉血通过上腔静脉和下腔静脉汇流到右心房,静脉血液经过三尖瓣进入右心室,右心室再将血液通过肺动脉瓣泵入肺脏进行气体交换。通过肺气体交换,富含氧的动脉血经肺静脉汇流至左心房,再通过二尖瓣进入左心室,左心室再将富含氧的血通过主动脉瓣泵入动脉系统,输送到全身,向机体供应氧和营养物质,维持生命(图4)。

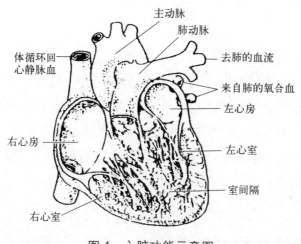

图4 心脏功能示意图

    人类要维持生命并进行日常生活和工作,必须有充足的氧气供应。氧气和其他营养物质是由血液携带到组织器官中去的。血液循环系统就是携带氧气和营养物质并清除体内代谢产物的运输系统。该系统包括动力器官,即心脏及起运输作用的血管两部分。心脏是循环系统的中枢和关键脏器,依靠其有节律的舒张和收缩,将血液泵入大血管,再通过各分支血管流入全身各脏器和组织,提供氧气和营养物质。心脏是一个最勤奋、最顽强的脏器。一个人从出生到死亡,心脏一刻不停地工作着。

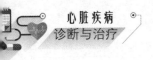
心脏疾病
诊断与治疗ot

以平均每分钟跳动 75 次计算，心脏一天要跳动 10 万次左右。人的一生如按 70 岁计算，心脏就要跳动 27 亿次左右。所以，它非常经久耐用，而且效率极高。

心脏是如何工作的

心脏不但具有保证血流定向流动、起到动力泵的作用，而且由窦房结持续发送有节律的刺激，维持心房和心室进行有规律地舒张和收缩活动，保证在收缩期心脏将静脉血从右心室泵入肺循环中，同时左心室将动脉血泵入体循环中；在舒张期由右心房、左心房分别接受全身回流的静脉血和从肺静脉回流的氧合血。

心脏瓣膜是如何形成的

心脏的壁是由心内膜、心肌、心外膜构成。心内膜与大血管的内膜相连续，被覆在心壁内面，表面光滑，有利于血流通过。胚胎时期，心内膜在房室口和动脉口分别折叠成房室瓣或动脉瓣。心肌是心脏的主要组成部分，由心肌纤维组成。其厚薄与其负荷相适应，心室肌比心房肌厚，左心室肌比右心室肌厚。心房肌与心室肌不相连续，两者之间由位于房室口周围的纤维环隔开。心外膜为心肌表面非常薄的一层浆膜，也是心包的脏层。

t

心包有什么作用 ⊃

　　心包是一个纤维浆膜囊,包绕于心脏的周围,对心脏有一定的固定和保护作用。心包分为壁层和脏层。壁层是由内层的浆膜层和外层坚韧的纤维层组成。脏层和壁层之间的空隙称为心包腔,正常情况下,其腔壁光滑,内含少量浆液(少于 50 ml),称为心包液,在心脏搏动时起润滑作用,减少摩擦。

心脏的传导系统是怎样的 ⊃

　　心脏之所以能够有规律跳动,是由于心脏内有一种能根据身体需要自动发放信号的细胞及传递这些信号的通道,心脏内发放信号的最高"司令部"称为窦房结,信号传导的中继站称为房室结,心电信号传导的通道则分别称为结间束,希氏束,左、右束支及浦肯野纤维。
　　窦房结是心脏的最高起搏点,位于上腔静脉口与右心房连接处前外侧的心外膜下,呈月牙形,大小约为 15 mm×5 mm×1.5 mm。房室结位于房间隔右侧面的下部,窦房结和房室结之间的传导束称为结间束,又可分为前结间束、中结间束和后结间束,分别沿着房间隔的前、中、后部位走行。房室结向前下部发出一组排列整齐的平行传导纤维称为希氏束。当有膜部室间隔缺损

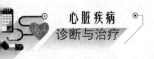

时,希氏束即位于心室间隔缺损的后下缘的右心室心内膜下,手术时如果损伤该传导束,将导致Ⅲ度房室传导阻滞;如果没有切断该传导束,只是由于心肌水肿造成的传导阻滞,术后一般需要2周可以恢复正常心律;如果该传导束严重损伤,需要安装永久起搏器维持心脏正常工作。希氏束向下进入室间隔左侧的心内膜下,呈扇形分布发出左束支纤维;在室间隔右心室面肌部发出右束支纤维。左、右束支经反复分支,形成网状末梢,称为浦肯野纤维,该纤维与心肌细胞吻合,支配心肌细胞收缩和舒张(图5)。

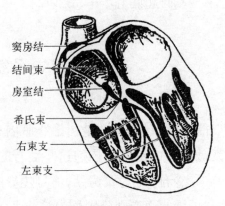

图5　心脏的传导系统

　　心脏传导系统的任何一部分发生障碍,都可引起心脏跳动的异常,这种现象称为传导阻滞,是常见的心律失常。按发生的部位不同,心脏的传导阻滞分为以下4类。

　　(1) 窦房传导阻滞,表现为心脏漏搏或停搏,严重者可引起心搏骤停而死亡。

　　(2) 房内传导阻滞,引起心电图心房波形增宽。

（3）房室传导阻滞，较常见。少数严重传导阻滞的患者需安装人工起搏器。

（4）室内传导阻滞，包括左、右束支阻滞及左束支前、后分支阻滞。急性心肌梗死合并新发现的束支传导阻滞，常预示病情严重。

血液循环有何作用

广义的循环系统包括血液循环系统和淋巴系统。血液循环系统包括血液、心脏和血管。淋巴系统包括淋巴管、淋巴液及淋巴结，是血液循环系统的辅助部分。血液循环系统起到运输体内物质的作用，主要是不断运送氧气和养料，供人体各部分组织和脏器的代谢需要，同时将各脏器和组织的代谢产物通过循环系统带到肺脏，通过呼吸运动，将二氧化碳等排出体外，还有一些消化道残渣通过消化道排出体外。

什么是体循环和肺循环

循环系统分为体循环（大循环）和肺循环（小循环）两部分。

体循环是指心脏自左心室将通过肺进行氧交换后的富含氧的血液经主动脉瓣泵入主动脉，经全身大、中、小动脉到周身毛细血管，在毛细血管处，血液中的营养物质和氧气供给组织脏器，同时将组织脏器的代谢产物交换到血液中，再经全身小、中、

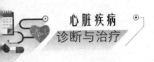

大静脉分别汇入上、下腔静脉,回流到右心房。在这个循环中,血液由富含氧的鲜红色转变为乏氧的暗红色。

肺循环是指血液自右心室经肺动脉瓣泵入肺动脉,经肺中、小动脉到达肺毛细血管,在肺毛细血管处进行气体交换,使乏氧的静脉血转为富含氧的动脉血,血液从暗红色转为鲜红色,再经小、中、大肺静脉回流到左心房(图6)。

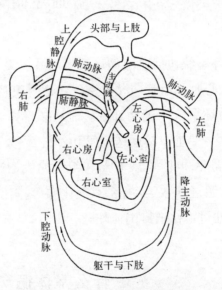

图6 人体血液循环示意图

什么是冠状动脉循环

心脏自身的血液循环像身体其他部位一样,有动脉和静脉两个系统。冠状动脉将动脉血运送到心脏各部,供给心肌营养和氧气;冠状静脉将心肌代谢后乏氧的静脉血经冠状静脉窦汇流入右心房。

冠状动脉是心脏的营养血管,为升主动脉第一分支,从主动脉瓣环上约 1 cm 处发出,分为左冠状动脉和右冠状动脉(图 7)。

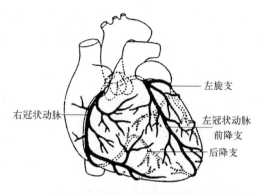

右冠状动脉

左旋支

左冠状动脉

前降支

后降支

图 7　心脏冠状动脉的分布

左冠状动脉主干长 1～2 cm,自主动脉的左后方发出,分成向前的前降支和向后旋转的回旋支动脉 2 分支。前降支是心脏最重要的冠状动脉,是左冠状动脉主干的直接延续,沿左、右心室之间的室间沟下行到心尖部,并绕过心尖到达心脏的后膈面1/3 部位。其分支主要提供前室间沟两旁的左右心室前壁、右心室流出道部位、心尖部、心脏后膈面的下 1/3 区域及室间隔前2/3 部分心肌的血液供给。回旋支动脉沿左心房室间沟向心脏的左后方绕行,终止于左心室壁,其分支分布到左心房、左心室侧壁及左心室后壁。右冠状动脉起自主动脉右瓣环的上方,向前方走行于主肺动脉和右心耳之间,沿右心房室间沟右行转向心脏的膈面,分支分布于右心房、左心房后壁、右心室前壁、右心室后壁、左心室后壁及后室间隔部分。

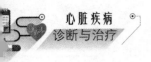

什么是心律与心率

心脏不停地收缩、舒张,形成有节律的搏动,这种搏动的规律称为心律。心脏在单位时间内跳动的频率称为心率,正常心率为 75 次/分,生理变化范围在 60~100 次/分。在安静状态下,心率高于 100 次/分,称为心动过速;少于 60 次/分,称为心动过缓。正常心电图如图 8 所示。

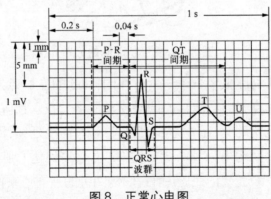

图 8　正常心电图

心率应控制在什么范围内比较适宜

不停跳动着的心脏同样需要休息。在心室搏血后,心脏进入舒张期,这个时期心脏对任何刺激都不发生反应,医学上称为

"不应期"，以保证心脏的充分休息。如果按心率为 75 次/分计算，心脏的收缩时限为 0.35 秒，舒张时限为 0.45 秒，表明心脏的舒张时间比收缩时间还长，为下一次的搏动作准备。如果心率过快，心脏就不能得到充分的休息，劳动负荷过重，容易引起心力衰竭；心率过慢，心脏的搏血量不能满足机体的要求，而且容易引起各种心律失常，影响心功能。故维持正常的心率对机体整个功能状态非常重要，适宜的心率应控制在 60～100 次/分，心率低于 60 次/分称为心动过缓，心率高于 100 次/分称为心动过速，不论何种情况，均应到医院做进一步的检查，明确病因，对症治疗。

心脏杂音是如何分级的

国际上通常将心脏杂音按响度分为 6 级：Ⅰ级，杂音很轻，用听诊器仔细听才能听到；Ⅱ级，杂音轻但容易听到，一般听诊可闻及；Ⅲ级，杂音较响亮很容易听到，但不伴有震颤；Ⅳ级，杂音响亮且伴有震颤；Ⅴ级，杂音很响，听诊器只要触及胸壁即可听到；Ⅵ级，杂音极响，听诊器稍离开胸壁也可以听到杂音。舒张期杂音分为轻、中、重度 3 级。临床上如果医生标出Ⅱ/6 级杂音，表明是按照 6 级心脏杂音分类标准，该杂音为Ⅱ级。

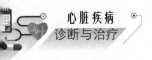
有心脏杂音就一定是心脏病吗

不一定。心脏杂音可以分为两大类:生理性杂音和病理性杂音。所谓生理性杂音就是功能性的,心脏本身没有器质性病变。多发生于幼儿、青少年,患者无自觉症状,一般都是收缩期杂音,杂音响度在Ⅱ/6级以下,音质较柔和,范围较局限,传导不广泛,有时会受体位影响。病理性杂音是心脏有器质性病变表现,可以是收缩期、舒张期或双期杂音。故听诊发现有心脏杂音,还要进一步检查心电图、X线胸片和超声心动图等才能确诊是否有心脏病。

心脏杂音越响心脏病越重吗

杂音越响不一定病情越重。病理性杂音是心脏病的征象,但其响度与病情不呈正相关。如冠心病和慢性肺源性心脏病很少有杂音,但病情可能很重。而小的心室间隔缺损或肺动脉瓣狭窄等病,血流动力学变化很小,病情也不严重,对患者影响不大,但杂音却很响。

那么是否同一类型的心脏病,杂音越响,病情越重呢? 也不是。杂音的产生是由心脏和大血管内异常血流的速度和血流量决定的。心室间隔缺损、心房间隔缺损、动脉导管未闭等"左向右分流"的心脏病早期,由于左心室、左心房或主动脉内压力分别比右心室、右心房或肺动脉内的压力高,大量血液从左心室、左心房或主动脉分别向右心室、右心房或肺动脉分流时,杂音较响;但随着肺血管内血流量的明显增多,导致肺动脉高压,最终使肺动脉压力高于主动脉压力,右心室压力高于左心室压力,导致血液从肺动脉、右心室、右心房分别向主动脉、左心室、左心房分流时,胸前区杂音反而减弱甚至消失,但实际上病情明显加重。这些情况说明无法用杂音响度来衡量病情的轻重。特别是心脏病晚期,如心功能衰竭或严重复杂心脏畸形,杂音往往很轻。

为什么心肌比其他组织对缺氧更敏感

心脏的血供十分丰富,心脏的重量约占体重的 1/200,但其血液供应占心排血量的 5% 以上,每分钟流入冠状动脉内的血液大约为 250 ml。其氧需量是全身组织平均需氧量的 10 倍,是骨骼肌的 45 倍。而且心肌从血液中摄取氧的能力大大超过其他组织,正常组织摄取动脉血中 22% 的氧量,而心肌可高达 70% 以上。所以,提高心肌摄取氧的潜力很小,心肌耗氧量增加时,只有通过提高冠状动脉血流量来改善氧供。由于心肌代谢旺盛,氧供丰富,耗能迅速,心肌细胞能量储备很少,因而,一旦供血不足,心肌的储备能量迅速耗竭,就会出现缺氧症状。在急性心肌梗死后仅 1 分钟,心肌中的可利用氧浓度就降至极低水平,影响心肌细胞的代谢。

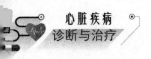

有胸闷、心慌、气短或胸痛是否一定患有心脏病

如果出现胸闷、心慌、气短或胸痛应高度警惕是否患有心脏病。但这些临床症状并不是心脏病所特有,例如肺炎、气胸、胸腔积液、过度肥胖和神经官能症等均可以引起胸闷;贫血、甲状腺功能亢进、体质虚弱、饥饿等可以引起心慌;肋间神经痛、肿瘤、胸膜炎、食管炎、纵隔疾病和神经官能症等都可以引起胸痛。所以,出现以上症状,应到医院就诊,经过体格检查和心电图、X线胸片、超声心动图,甚至冠状动脉造影检查后,方可确定是否患有心脏病。

有些患者为什么会突然发生心功能衰竭

有些患者以前没有任何心脏病迹象,但会突然发生心脏功能衰竭,这是什么原因呢? 因为,有些心脏病是在不知不觉中患上的,随着时间的推移,病情逐渐加重。心脏本身有一定的代偿能力,在日常生活中没有任何症状,与正常人一样。但是心脏的储备能力有限,遇到突发的诱因,如感染、过度体力劳动、分娩等,心脏功能再也不能代偿胜任增加的活动量时,患者会突然出现心慌、气短、呼吸困难、咳泡沫痰、肝大、下肢水肿等心功能衰竭症状。这种情况在临床上常能遇到,如冠心病、瓣膜病、先天性心脏病或动脉瘤等,故应引起重视,定期体格检查,及早发现隐患病情。

服用洋地黄制剂要注意什么

洋地黄制剂,如地高辛,是一种强心药物,有许多先天性心脏病、瓣膜病患者需要服用洋地黄制剂改善心功能。它可以增加心肌收缩力,还可以减慢心率,延长心房心室传导的作用。故在服用洋地黄制剂时,一定要注意心率的变化,心率逐渐低于 60 次/分时应停用洋地黄制剂,以免因心率过慢,引起心搏骤停或心律失常等意外。洋地黄的个体维持量差异很大,长期服用洋地黄时,要注意发生中毒的危险。洋地黄中毒的表现为:看物体时出现黄视、复视(双重影),心律失常,恶心、呕吐等消化道症状。此时应停用洋地黄制剂,并到医院就诊,测量地高辛浓度,检验有无低钾血症。故在服药期间,应定期检查血钾浓度,与医生保持联系,避免洋地黄中毒。

有些疾病的治疗应该减低心脏耗氧量,而服用洋地黄会增加心肌耗氧量,故不应使用。这些疾病主要包括:肥厚性梗阻性心肌病,房室传导阻滞等心律失常性疾病。另外,冠心病、甲状腺功能亢进性心脏病和贫血性心脏病也尽量不使用洋地黄制剂。

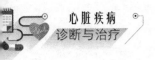

心功能衰竭时如何自治

　　心功能衰竭在临床上分为左心室功能衰竭和右心室功能衰竭。前者表现为肺循环瘀血,患者感觉胸闷、呼吸困难,体格检查双肺有干、湿啰音。右心室功能衰竭导致体循环瘀血,表现为颈静脉怒张、肝大、腹腔积液、下肢肿胀、恶心、呕吐等症状。

　　长期有心脏病的患者在医院外容易出现心功能衰竭,如果出现心功能衰竭,应立即采取半坐位或坐位,双下肢下垂,这样可以减少回心血量,缓解呼吸困难症状。如有条件可注射强心剂和利尿剂,如无条件,应口服地高辛和利尿药物,这样可以加强心脏收缩力和减少体循环血量,降低心脏负荷,改善心脏功能,并立即到医院就诊。长期患心脏病者,应坚持口服强心药物和利尿药物,避免突发心功能衰竭。在使用利尿药物的同时,注意体内电解质情况,特别是血钾浓度,经常化验,避免低钾血症引起严重的心律失常。

心脏功能的级别是如何评定的

　　国际上通常采用纽约心脏病学会(New York Heart Association, NYHA)的心功能分级标准,纽约心脏病学会将心功能及心力衰竭分为以下4级和3度。

（1）心功能Ⅰ级,心功能代偿期:体力活动不受限制,一般体力活动不引起疲乏、心悸、呼吸困难等症状。

（2）心功能Ⅱ级,心力衰竭Ⅰ度或轻度:体力活动稍受限制,一般体力活动出现疲乏、心悸、呼吸困难等症。体格检查发现心率增快,肝脏轻度肿大。

（3）心功能Ⅲ级,心力衰竭Ⅱ度或中度:体力活动明显受限,轻微体力活动即出现心悸、呼吸困难。体格检查可见肝脏中度增大,下肢水肿,卧床休息后好转,但不能完全消失。

（4）心功能Ⅳ级,心力衰竭Ⅲ度或重度:不能胜任任何体力活动,静息时仍有心力衰竭的症状和体征。腹腔内脏瘀血及下肢水肿显著且持久者,可有心源性肝硬化。

安装心脏起搏器的患者能否手术

有些患者时常心率很慢,容易发生心脏泵功能衰竭或致命性心律失常,导致心脏排血量急剧下降而引起脑缺氧,出现晕厥、抽搐等,医学上将这种由心脏病引发的脑缺氧现象称为阿—斯综合征。引起心率缓慢的病因可以是窦房结缺血、炎症或纤维性病变及房室传导阻滞。

由于心率缓慢不得已安装起搏器的患者,如果患有心脏器质性病变是可以手术的。手术前应在心内科医生指导下,维持好心脏功能,尽量提高自身心率。如对药物反应欠佳,不能很好地提高自身心率者,应对起搏器参数进行修改或在手术时暂时

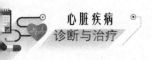

关闭起搏器。如果通过药物调整可以维持较好的心率,在术前即可停用起搏器,以免损伤,特别注意不要发生导线短路。

心脏病患者可以拔牙吗

心脏病患者会遇到因为牙齿已坏,需要到医院就诊拔牙的情况。但有些患者往往担心心脏承受不了拔牙时的疼痛,不敢去治疗。确实,拔牙时的疼痛及精神紧张容易诱发心绞痛发作,对严重心功能不全的心脏病患者,容易引起心力衰竭。但牙齿本身与心脏没有直接联系,术前检查,只要没有心功能衰竭及严重的心律失常,都可以耐受拔牙手术,但在拔牙前要有充分的思想准备。冠心病患者术前要预防性含服硝酸甘油或其他长效扩张冠状动脉药物,给予充分的镇静剂,最好在心脏科医生保护下进行手术,做好治疗各种心律失常的药物准备。如果不止一颗牙需要拔除,预计手术时间长,可以分次进行。

术前常规检查包括哪些内容

术前常规检查包括以下内容。

(1) 实验室检查:包括血、尿、大便常规检查,血小板计数,出血时间、凝血时间、凝血酶原时间,血肌酐、尿素氮,肝功能,乙肝表面抗原和血钾、钠、氯测定等。

风湿性心脏病还应检查红细胞沉降率(血沉)、抗链球菌溶血素"O"(抗"O"),明确有无风湿活动;冠心病应查血糖、胆固醇、血脂等;有慢性呼吸道感染者应做咽拭子和痰培养。

(2)常规及特殊检查:3个月内胸部X线平片、心电图和超声心动图检查是心外科术前常规检查。复杂先天性心脏病可行心导管检查和心室造影;冠心病以及其他需心脏手术者,年龄>50岁,应常规进行冠状动脉造影;动脉瘤和主动脉缩窄患者应作MRI或胸部CT检查。此外,肺功能检查也是心外科手术患者术前常用的检查。

术前处理包括哪些内容

术前患者,特别是重症心脏病患者术前改善心、肺功能,增强全身对手术创伤的抵抗力,是降低手术并发症和死亡率的重要环节。

(1)改善心功能:术前存在心悸、气短、尿少、肝大、下肢水肿的患者,应卧床休息、吸氧、控制食盐和液体摄入,使用强心剂、利尿药,同时注意补充钾离子;存在心律失常或心率过快者应使用药物控制心律并将心率控制在60~80次/分;心功能较差者可以使用极化液或高能磷酸盐等心肌营养药物,改善心肌细胞代谢。

(2)改善肺功能:心脏病晚期,肺功能往往受到一定程度的损害,术前应检查肺功能和血气分析,明确受损情况,同时要戒

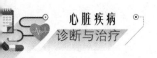

烟,锻炼深呼吸和咳痰,为术后作准备。

（3）防止感染：如存在感染,应静脉滴注抗生素,一般在感染控制后2周方可手术。

（4）增加营养：可改善患者体质,提高机体抵抗力。低蛋白血症或贫血者,术前可输白蛋白、血浆或全血。

（5）对并存各类病症手术患者的处理：存在肝、肾功能障碍者,如不能耐受手术,应休息一段时间并进行内科治疗,待肝、肾功能改善后再手术;如可以耐受手术,围手术期应采取各种保护肝、肾功能的措施,尽量减少手术创伤,降低肝、肾功能损害,提高手术成功率。

● 存在胃溃疡的患者,应做胃镜检查,明确病变的程度和病变的分期,能否耐受手术。因体外循环手术容易引起应激性溃疡。

● 存在脑部疾患,如脑梗死、癫痫者,应常规做颅脑CT检查,明确有无新增病灶及其他病变,以确定可否手术。如为急性脑梗死和脑出血则暂不宜手术,待病情稳定4～6周后再行手术。

● 对于急性心肌梗死患者,可在急性心肌梗死6小时以内进行急症搭桥手术;如超过6小时,应在急性期过后4～6周心功能稳定后再手术。

● 存在急性感染性心内膜炎应在感染控制,心功能稳定4～6周后方可手术。

（6）对其他发绀型心脏病,由于红细胞增加,血液黏稠度高,容易出现脑栓塞,故应间断吸氧,同时多饮水或输生理盐水或

5％葡萄糖溶液,使血液稀释。存在肝、肾功能障碍者,术中、术后要注意使用无肝、肾损伤的药物。

手术前为什么要检查肝功能

肝脏是人体的代谢脏器,具有非常重要的作用。肝功能不正常,在心外科手术中容易有以下表现:①手术后凝血机制差,不容易止血,渗血增多。②造成蛋白代谢障碍,组织创伤的修复延缓,抵抗力下降,容易发生感染。③肝功能不好,可能已经存在肝脏疾患,心脏手术会加重肝功能的损害。故肝功能不良者,应调整治疗休息一段时间,待肝功能好转后再手术。

手术前为什么要检查肾功能

肾脏功能是维持人体生命活动的必要条件。由于心脏外科手术对肾脏的损害较大,如果术前肾功能存在严重障碍,术后容易发生肾功能衰竭,是心脏手术后最主要的死亡原因之一。故术前肾功能正常和轻度损害者,可以行心外科手术;对肾功能严重损害者,术前应药物治疗改善肾功能。如药物治疗不能很好地改善肾功能,而又必须立即行心脏手术者,在术中和术后要避免使用肾毒性药物,应维持比常规手术高一点的血压,保持肾脏血液的良好灌注,维持满意的尿量,纠正酸碱度、维持水和电解

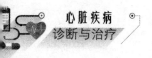

质的平衡,防止肾功能的损害加重,这是手术成功的关键之一。必要时,术前或术后需要做透析治疗,纠正水、电解质平衡紊乱,排出代谢产物,改善肾功能。

体外循环在心脏手术中有何作用

心脏手术需要在静止、无血、心脏松弛的条件下进行,这样才能保证手术顺利和畸形矫治满意。为达此目的,采用体外循环,即将心脏内体静脉血(上、下腔静脉)以管道引流至体外的机器内,在体外通过人工肺将静脉血与氧气充分混合进行气体交换形成富含氧的动脉血,再通过机器泵,将富含氧的动脉血泵入体循环(主动脉),供机体使用。这种在手术时,将心脏的泵功能以及肺的氧交换功能通过体外循环机器和人工膜肺代替的技术称为体外循环。

心脏手术时心肌保护有什么作用

心肌保护包括在体外循环下心脏手术时,阻断主动脉心脏停止跳动后,从主动脉根部灌注心肌营养液,以及在心脏不停跳手术时,对准备搭桥手术的血管进行临时性血流阻断(也称为缺血性预处理),以提高心肌对于缺血的耐受能力。良好的心肌保护可以避免由于主动脉阻断或冠状动脉阻断血流后造成的心肌缺血缺氧损害,维持心肌细胞的正常代谢,避免手术后出现低心排血量的出现,是复杂心脏手术成功的重要保证。

心脏手术时,包括麻醉、体外循环、心肌保护和手术纠正心脏畸形4个环节,各有不同特点,是统一的整体,缺一不可。尽量缩短主动脉阻断时间,减少心肌缺血缺氧程度,准确合理地纠正心脏畸形,保证心肌血管的良好重建,以及改善心脏瓣膜的功能,是心脏手术成功至关重要的步骤。

心脏手术及术后常用的监测指标有哪些

心脏手术及术后常用的监测指标包括以下几方面。

(1)心电图:可以观察心率及心律变化,有无心律失常、心脏传导阻滞、心肌缺血和急性心肌梗死等变化。

(2)动脉压:动脉压检测分为有创压和无创压两种,在心外科手术中和手术后早期,一般采取有创动脉压力连续监测,可以准确反映即时血液循环情况,便于及时处理。

(3)中心静脉压:中心静脉压反映心脏收缩功能和血容量情况,可以根据中心静脉压力的变化来判断血容量是否足够,以及是否存在心功能衰竭。正常情况下,中心静脉压应维持在 0.60~1.18 kPa(6~12 cm H$_2$O)。中心静脉压数值过低,代表血容量不足,应补充胶体;相反,中心静脉压数值过高,可能存在心力衰竭。

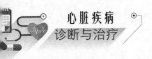

心脏手术时观察尿量有何作用

心脏手术时及手术后早期,经常观察患者的尿量,测定每小时尿量,可以用来评价心脏功能、肾脏功能情况。如果心脏功能良好,血容量足,肾脏功能好,尿量较多,而且颜色比较清亮;相反,则尿量少,而且颜色深,提示应改善心脏功能或肾功能。

心脏手术时连续测量心排血量有什么作用

心脏输出血液量是衡量心脏功能的基本指标。心脏每搏动一次输出的血量称为每搏量;每分钟泵出的血液量称为心脏排血量,简称心排血量。心排血量等于心率与每搏量平均值的乘积。

实验资料表明,人体的心排血量与体表面积呈正比,而不是单纯与体重呈正比。为了排除个体的差异,临床上采用心脏指数来比较不同个体的心脏功能,即心排血量除以体表面积的值为心脏指数。正常人的心排血量为每分钟 4~6 L,心脏指数在 2.5~3.5 L/(min·m²)。采用心导管检测仪连续测量心排血量,并通过计算得出心脏指数,是反映心脏血流动力学指标的最直观参数,可显示心脏收缩功能和外周血管阻力等,及时发现低心排血量综合征,在心脏手术的围手术期是非常重要的观测指标,特别是对于重症心脏病患者。

血氧饱和度检测在心脏手术中有何作用

肢体末端测定的血氧饱和度可以方便地反映动脉供血氧含量情况,如果血氧饱和度低,说明氧气供应不足,气道不畅或肺不张,应该增加氧气供应量,加强拍背、吸痰等呼吸道系统管理。

血气分析在心脏手术中有何作用

血气分析可以明确体内酸碱平衡及氧供应情况,也可以反映二氧化碳排出情况,以便于及时纠正代谢性酸中毒、呼吸性酸中毒或碱中毒等,避免由于酸碱平衡失调引起血流动力学变化或继发引起电解质紊乱,导致严重的心律失常等致命性损伤。

电解质和血常规检测在心脏手术中有何作用

电解质紊乱可以引起严重致命性心律失常,导致患者死亡,而电解质的变化在手术中及手术后早期变化非常快,所以应反复检查,避免出现严重的电解质紊乱。血常规可以作为手术后是否需要输血的重要检测指标,同时血小板减低者的凝血机制

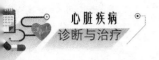
不好,在手术中要输血小板或凝血酶原复合物,避免大量出血或渗血。手术后根据白细胞数量及分类,可以结合临床情况判断是否存在感染。

胸腔或心包引流装置在心脏手术中有何作用

胸腔或心包引流装置可避免液体存积于胸腔或心包内,防止引起感染或心包填塞。可以根据胸腔或心包引流的量、引流颜色或引流量的变化趋势判断是否有活动性出血。成年人如果连续 2 小时每小时引流量均超过 200 ml,说明有活动性出血,需要再次开胸探查止血。

体温和皮肤温度检测在心脏手术中有何作用

在心脏手术时,往往通过降低体温减少机体组织耗氧,增加组织对缺血缺氧的耐受程度。甚至在深低温情况下,当体温达到 20 ℃时,可以停止机体血液供应,以完成复杂的心脏手术,而不影响大脑等重要脏器功能。通过皮肤温度的变化,也可以分析病情变化,肛温和体表温度相差 4 ℃以上,提示循环衰竭,心脏排血量低,应予强心、利尿治疗。体温过高,提示可能存在感染情况,应增加抗生素治疗剂量或更换新的抗生素,同时注意脑保护,如给予冰袋敷头颅周围,使用乙醇(酒精)或温水擦拭颈部、腋窝和腹股沟等大动脉处,以达到最快散热、降低体温的作用。通过对肢端皮肤温度、颜色、动脉搏动情况的观察,可以了解末梢循环情况,有无水肿,是否出现烫伤、挤压伤或压疮等情况。

先天性心脏病手术常见的高危因素是什么

当先天性心脏病存在动脉血向静脉血系统分流的"左向右"分流畸形,如自左心房、左心室以及主动脉系统向右心房、右心室或肺动脉系统分流情况,肺动脉压力的高低是衡量手术风险的最主要因素。这类疾病如果肺动脉压力超过 8.0 kPa(60 mmHg)、肺部感染合并严重呼吸衰竭、心力衰竭及肺动脉阻力>10 wood 单位者,手术风险性很高。如果肺动脉平均压力高于主动脉压,出现反向分流,则失去手术机会。

当先天性心脏病存在自右心房、右心室或肺动脉系统向左心房、左心室或主动脉系统分流时,称为"右向左"分流。这类疾病如肺动脉发育不良,肺动脉阻塞,血红蛋白高于 20 g/100 ml,有晕厥史,心力衰竭,肺、肝、肾功能严重受损,心律失常者的手术风险极高。

瓣膜类手术常见的高危因素是什么

瓣膜病患者如果心胸比例>70%,心脏功能 IV 级,有栓塞

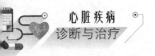

史,心房纤颤病程较长,合并严重肺动脉高压,肺、肝、肾功能严重受损,左心室舒张末期内径>65 mm,以及恶病质患者,则手术的危险性很高。

冠心病类手术常见的高危因素是什么

冠心病患者如果是冠状动脉左主干病变,3支主要血管均严重狭窄病变,急性心肌梗死,左心室射血分数低于30％,高血糖、高血脂、有吸烟史、心律失常、心房纤颤、频发性室性期前收缩(早搏)、肝肾功能不全者,手术的危险性极高。

心脏手术后为什么仍需用人工呼吸机

心脏手术后短期内麻醉剂的效果并没有完全消失,患者的呼吸没有恢复。同时患者术后身体内环境紊乱还没有得到完全纠正,为了避免患者苏醒后血流动力学状态波动、机体氧耗增加,导致心脏负荷加重,常规使用一定剂量的镇静剂,使患者渡过手术后这段不稳定时期非常重要。待心脏及机体内环境得到很好恢复,血流动力学状态、呼吸、神志、肌肉力量复原以后,才能拔除气管插管。故术后短期内使用呼吸机能保证机体的氧供,为机体的恢复创造条件。

心脏手术后为什么容易出现心律失常

　　心脏手术本身对心肌细胞是一种打击。在手术中心跳骤停造成心肌细胞的缺血缺氧，以及气道通气不畅、肺泡气体交换不良引起酸中毒等可导致出现各种心律失常；体外循环造成电解质紊乱，特别是血钾浓度过高或过低都可能造成心律失常；体外循环后体温低，容易引起心律失常；手术损伤心脏传导系统，以及手术中牵拉和刺激造成心肌水肿等，可以引起心律失常；心脏功能低下，术后容易引起心律失常。心脏手术后的心律失常只要调整好心功能，控制好电解质和酸碱平衡，使用药物是可以控制的，对术前已有严重心律失常者，如果药物治疗无效，可以安装人工起搏器。

手术后疼痛如何处理

　　心脏手术后有一段时间会疼痛，术后早期由于有麻醉药的作用，可能不痛，一般在术后2～3天开始隐隐疼痛，体质差的可能在手术后1周开始出现疼痛。主要是手术中胸骨锯开或撑开切口显露心脏后而造成肋软骨和软组织的损伤，术后1～2周会逐渐消失。疼痛因人而异，总体来讲，小孩和老人疼痛阈值高，疼痛较轻或不痛；青壮年疼痛阈值低，容易疼痛。故术后要根据

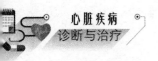

患者情况给予止痛剂,减少或避免疼痛,有益于病情恢复。

心脏手术患者应如何加强营养

　　手术患者的营养是至关重要的,特别是对于心脏外科这种大手术,患者术前术后的营养是关系到手术是否成功的重要因素。

　　人体摄取食物,以提供热量保证生命活动。这些热量包括:①合成体内各种所需物质,如蛋白质、激素、各种酶等的化学能;②进行呼吸运动、胃肠活动、血液循环等生理活动所需的机械能;③各种消化液消化、营养物质吸收、出汗等所需的生物能;④体力劳动和其他活动所需的热量等。

　　当摄取的营养物质不能满足机体的各种热量需要时,机体将动用体内储备的供能物质如肝糖原和肌糖原,这些热量储备不够机体 24 小时的使用,机体将分解脂肪和蛋白质来获取所需热量,造成人体的消耗。

　　外科手术是一种创伤,心外科手术的创伤更大,这种创伤需要大量补充蛋白质、糖类、维生素等营养物质来修复。各种原因造成的营养不良可导致患者抵抗力下降,组织更新和伤口愈合障碍,容易发生感染、切口裂开等并发症。有临床资料表明,体重减轻 20% 以上的患者,死于外科手术并发症的危险性比正常体重的患者高 8 倍。

导致心外科患者营养不良的因素主要有哪些

导致心外科患者营养不良的因素主要有以下几种。

（1）心功能不全引起的消化吸收障碍,如恶心、呕吐、腹泻等,导致营养物质吸收不良。

（2）手术本身造成组织损伤和破坏,体外循环造成血液和各种有形成分的破坏,容易引起低蛋白血症和低血红蛋白,需要补充大量蛋白质或血液等。

（3）手术后发热、切口渗出液和心包腔内或纵隔内引流物造成大量蛋白质丢失,需要机体补充蛋白质。

（4）手术后机体代谢明显增高,自身代谢需要补充足够热量和蛋白质等。

（5）手术后不能很好地进食,缺乏食欲,导致营养供给障碍。

心外科患者手术后营养不良应如何处理

一般情况下,心外科手术后没有明显胃肠道功能障碍的患者,术后可以口服食物补充各种营养物质,但如果不能进食或进食不足,可以考虑鼻饲或静脉输入液体,补充各种营养物质。因此,根据具体情况主要从以下几个方面进行营养物质供给。

（1）总热量:主要是糖类,保证足够的糖分供给,可以避免机

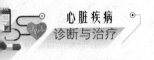

体消耗体内蛋白质。同时,应供给一定量的脂肪,一方面相同重量脂肪提供的热量是糖类的 2 倍以上;另一方面,脂肪是人体吸收脂溶性维生素和必需脂肪酸的重要成分,故在术后早期应保证糖类和脂肪的供给。

(2) 蛋白质:组织修复、切口愈合、血容量不足、胶体渗透压低、引流液较多及正常代谢所需都应给予补充蛋白质,可以通过食入各种肉、蛋、奶和豆类蛋白质等补充,快速补给可予输血、血浆、白蛋白等。

(3) 维生素:维生素是人体正常生理活动的重要营养素,是机体各种代谢所必需的成分,应注意补充。特别是维生素 C、维生素 B_1 和维生素 B_{12} 等是伤口愈合和正常代谢所必需的。

(4) 矿物质:影响心脏手术最重要的电解质是血钾,浓度过高和过低都容易引起心律失常,导致死亡。其他元素如钠、氯、钙、镁、锌、铁、铜、硒等是生理代谢所必需的,应保证足够的摄取量,以维持生命活动。

心脏手术后应该如何进食

在一般情况下,心血管手术后第一天,拔除气管插管后可以进食各种汤类食物(流质),术后第二天即可进食稀饭、面条等,以后可以进食普通食物。如不能拔除气管插管或不能进食者,可以插入胃管进行鼻饲给予营养素,或经静脉输入营养物。摄取食物的特点应是易消化、易吸收、具有高营养,做到每日少量多餐,避免过饱引起心功能障碍。

糖尿病患者应采用低糖的糖尿病食谱,同时监测血糖和尿糖,根据化验结果调整口服降糖药物,或使用胰岛素作静脉或皮下注射。无法从胃肠道正常进食,如严重恶心、呕吐者,无法拔除气管插管,机体高热需要高营养,以及昏迷或体质虚弱者,应给予静脉高营养液体,保证机体的热量和蛋白质摄取,避免消耗,促使早日康复。静脉高营养可以包括人体代谢所需的糖、必需氨基酸、白蛋白、维生素、脂肪和钾、钠、氯、镁离子等。

诊断心脏疾病需要做的一些检查

什么是胸腔积液和心包积液

胸腔积液是多余的液体储存在胸膜腔内,多为全身性水肿的一部分,常见于严重充血性心力衰竭患者。

心包积液是多余的液体储存在心包腔内,可见于慢性缩窄性心包炎、肝静脉及下腔静脉阻塞综合征、心脏手术后引流不畅及慢性心包渗出较多的患者。严重者可以造成心包压塞,甚至心脏骤停。两者积液可以是血性的,或淡黄色液体。

肝、脾肿大的原因是什么

肝、脾肿大常见于充血性心力衰竭、大量心包积液及缩窄性心包炎的患者,由于静脉回流受阻,导致肝、脾瘀血,肿大。

何时会发生血压异常

正常人两侧上臂血压相差不超过 1.33 kPa(10 mmHg)

（1 mmHg＝0.133 kPa），下肢血压较上肢血压高 2.7～5.3 kPa（20～40 mmHg）。

常见的血压异常有：①血压增高，常见于高血压、主动脉缩窄、动脉导管未闭及术后高血压。②血压降低，见于心力衰竭、重度二尖瓣狭窄、术后血容量不足、心包积液等。③脉压增大，脉压指收缩压与舒张压的差值，脉压增大多见于主动脉瓣关闭不全、动脉导管未闭、甲状腺功能亢进等。④脉压降低，多见于主动脉瓣或二尖瓣狭窄、心力衰竭、缩窄性心包炎及术后心包积液等。⑤上肢两侧血压明显不同，可能为主动脉弓病变、主动脉缩窄、主动脉夹层动脉瘤、动脉粥样硬化及大动脉炎等累及一侧锁骨下动脉所致。⑥上肢血压较下肢血压高，常见于主动脉弓离断、主动脉缩窄、髂动脉或股动脉狭窄或栓塞、主动脉瘤及主动脉肿瘤压迫周围组织所致。

为何会出现心前区隆起

心前区隆起多见于儿童时期心脏畸形导致心室肥厚扩大而造成胸廓畸形的患者，常见于大分流量的室间隔缺损、法洛四联症及其他严重心脏畸形等。

心前区震颤有什么意义

用手掌触及前胸壁时的颤动感觉称为心前区震颤，分收缩

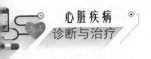

期震颤和舒张期震颤两种。收缩期震颤于胸骨左缘第2肋间者,多见于肺动脉瓣狭窄;于胸骨左缘第3、4肋间部位者,多见于室间隔缺损;于胸骨右缘第2肋间震颤者,多见于主动脉瓣狭窄;心尖部收缩期震颤,多见于二尖瓣关闭不全;心尖部舒张期震颤,多为二尖瓣狭窄的指征。双期震颤多为二尖瓣狭窄合并关闭不全、动脉导管未闭、主动脉窦瘤破裂以及室间隔缺损合并主动脉瓣关闭不全等疾病。

心脏杂音有什么意义

心脏杂音是一些心脏疾病的特征性表现,产生的机制是心腔之间、心脏与大血管之间压力差较大或存在异常通道,引起血流速度增快或产生涡流,导致心壁或血管壁发生振动所致。

心脏杂音分为收缩期杂音、舒张期杂音和连续性杂音。收缩期杂音是指心室收缩期听到的杂音,在心脏不同的瓣膜听诊区听到的收缩期杂音分别为二尖瓣关闭不全、主动脉瓣狭窄、肺动脉瓣狭窄、三尖瓣关闭不全及心室间隔缺损或心房间隔缺损等。舒张期杂音为心室舒张期听到的杂音,均为心脏存在器质性病变的表现,如二尖瓣狭窄在心尖部具有特征性的舒张期隆隆样杂音,主动脉瓣关闭不全在主动脉瓣听诊区可以听到舒张期叹息样杂音。连续性杂音常见于动脉导管未闭、主动脉窦瘤破裂、冠状动静脉瘘等疾病。

什么是心包摩擦音

心包摩擦音是心包炎时,由于心包壁层和脏层变得粗糙,互相摩擦而产生的类似手指摩擦耳壳的粗糙声音,与心脏搏动一致,但与呼吸无关。在心脏手术后,常可听到心包摩擦音,表明有少量心包积液,无病理意义。

心电图检查有何价值

心电图是心脏活动的电信号,是通过收集体表不同部位的电位变化而获得的。其可以反映心率和心脏跳动节律的变化、心肌有无缺血性损伤、心肌梗死和传导系统的障碍,以及有无心肌肥厚劳损、心电轴的变化,对心脏病具有一定的诊断意义。另外,对冠心病具有较好的诊断价值。特别对于急性心肌梗死和陈旧性心肌梗死可以及时诊断。

心胸外科常用影像学检查有哪几种

心胸外科影像检查见图9。

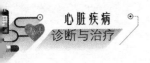
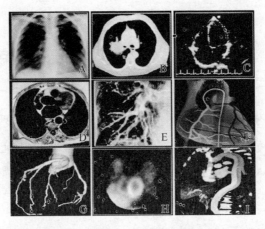

A—X线胸片;B—胸部 CT; C—心脏超声心动图;D—心脏 MRI; E—肺动脉造影;F—冠状动脉造影;G—冠状动脉 CTA; H—心肌放射性核素成像;I—主动脉夹层 MRP(CT 多层重建)成像

图9 心胸外科常用影像学检查

超声心动图检查有什么价值

　　超声波扫描技术,是利用心脏各层结构所产生的超声波回声现象来显示心血管结构和功能,属无创伤性检查。超声波是一种频率很高的声波,由于这种声波超过了人耳听觉的最大范围,不能被人所感知,故称为超声波。这是心脏疾病检查中较常用的一种诊断技术,特别是对心脏各腔室的大小、心腔间及大血管与心腔间有无分流或反流、血流速度和室壁运动情况具有很好的定量和定性分析作用。

　　由于该检查无创伤,所以可以反复进行,对于大多数的先天性心脏病、瓣膜病、心脏肿瘤和缩窄性心包炎,该检查可以作为确诊的方法,对于冠心病、大动脉瘤等则具有很好的辅助诊断作用。

普通 X 线胸片检查有什么价值

采用 X 线对胸部脏器组织进行照相,可以显示心脏各腔室和大血管形态、大小和位置的变化,以及心脏疾病引起的心脏、肺及大血管的继发性改变,可以显示肺部血管分布情况及其继发性改变,为心血管疾病的确诊提供重要依据,也是心力衰竭最重要的诊断方法之一。

计算机体层成像和磁共振成像
对心血管疾病诊断有何价值

计算机体层成像(computed tomography, CT)是通过检查组织对 X 线的不同吸收系数,经过计算机处理获得不同平面的脏器形态和结构的图像,其特点是无痛、安全、快速和准确。磁共振成像(magnetic resonance imaging, MRI)是利用人体内氢(H)原子的主磁场和射频磁场中被激发产生的信号通过计算机处理成像的检查方法,可以从多方位、多层次对人体的形态和结构进行成像,且无放射性损害。

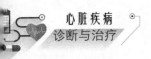
CT 和 MRI 可以提供较好的心脏和大血管影像,明确有无大动脉错位、大血管狭窄和动脉瘤等,以及有无心包和冠状动脉钙化病变,由于其具有很好的分辨率,可以明确诊断。MRI 对大血管病变、复杂先天性心脏病、肥厚性梗阻性心肌病、心脏肿瘤和心包病变的诊断具有特异的诊断价值。

心血管造影有什么意义

心血管造影可分为从外周静脉或外周动脉插入心脏不同的部位进行的右心导管造影或左心导管造影两种。心导管是一种特制的尼龙管道,像一根空心的塑料辫绳。右心导管检查和造影可以从股静脉或上肢静脉进入上、下腔静脉,右心房、右心室,肺动脉,分别测量不同部位的压力和血氧饱和度,分析和判定复杂先天性心脏病的种类、右心系统的分流及右心系统内的压力情况,特别是肺动脉高压的程度。还可以在不同部位注射造影剂,明确分流情况和异常通道的情况,明确不同心腔和大血管之间存在的畸形,分辨各腔室大小,为手术提供确切的参数。如果肺动脉压力过高,可能失去手术时机。左心导管检查和造影可以从股动脉或其他外周动脉将导管插入主动脉内或左心室内,测定主动脉和左心室的压力,并可以注入造影剂,观察有无异常通道以及心脏内部结构连接情况,为复杂心脏畸形确诊及手术方案的制订提供依据。

核医学检查有什么价值 🔗

　　放射性核素是较为常用且有很高诊断价值的检查方法,主要应用于冠心病检查。检查时经静脉注入微量对人体无害的原子示踪剂,通过特殊的照相技术和图像分析,可以进行心脏功能及心肌血液供应情况测定。它具有灵敏度高,操作简单、安全、准确和无创伤性等特点,可以反映心脏收缩、舒张功能,特别是通过静态和负荷状态下心肌细胞对放射性元素的吸收和摄取,以反映心肌细胞代谢和存活情况。如果出现放射性稀疏或缺损区,说明存在心肌细胞的缺血或坏死,为心脏手术采取不同的方式提供依据。因为坏死的心肌应切除,而缺血的心肌应搭桥或打孔进行心肌血管重建。

冠状动脉造影和左心室造影有什么意义 🔗

　　选择性冠状动脉造影是指经股动脉或其他外周动脉,将特殊的导管置于主动脉根部的冠状动脉开口处,注射造影剂,通过造像显示冠状动脉的情况。将导管头置入左心室内,注入造影剂,显示左心室收缩和舒张情况,这种方法称为左心室造影。冠状动脉造影和左心室造影可以明确冠状动脉存在病变、狭窄的部位和程度,明确心室收缩功能,以及是否存在室壁瘤、二尖瓣

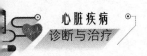

关闭不全和室间隔穿孔等,为决定外科手术方式,是否切除室壁瘤、二尖瓣置换等,以及是否搭桥、在何部位搭桥、搭几根桥提供确切的依据。

冠心病及缺血性心脏病

什么是冠心病

　　冠心病是"冠状动脉粥样硬化性心脏病"的简称。正常的冠状动脉内膜附有一层非常光滑的内皮细胞,当内皮细胞受到机械、化学或免疫等因素的刺激,导致内皮细胞损伤,动脉内膜的平滑性和连续性受到破坏,血液中的脂质,主要是胆固醇从破损处进入并沉积在内膜下层。血小板可以迅速吸附聚集在受损处,释放各种促细胞生长分裂的因子,使内皮细胞和中层平滑肌细胞大量增殖,同时血液中的巨噬细胞在病变周围黏附聚集和激活,释放出巨噬细胞生长因子,刺激平滑肌细胞增殖,巨噬细胞和增殖的平滑肌细胞吞食大量的脂质,导致动脉壁粥样硬化。动脉粥样硬化的斑块堆积在内膜上,使内膜增厚、变硬、管腔狭窄,导致该冠状动脉分布的心肌组织供血不足或中断,引起心肌缺血、缺氧而产生一系列临床表现,如胸闷、气短、心绞痛、心肌梗死等,称为冠心病。

　　动脉中层钙化常发生于老年患者的头颈和肢体动脉,其中层出现退行性改变或钙质沉着,使血管变硬,但不影响血液供应,无明显临床意义。小动脉硬化发生于末梢小动脉,管腔缩窄,容易引起高血压,对脑、肾的血液供应影响很大。

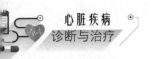

哪些人容易罹患冠心病

随着人民生活水平的提高,特别是在大城市,膳食中动物脂肪摄入增多、人体运动和锻炼时间减少,加上平均寿命明显增加,并且随着对冠心病的认识不断加深和诊断技术的提升,近年来冠心病的发病率及临床诊断率明显提高。

目前,冠心病的确切致病因素尚未完全明了,但有些因素与冠心病相关,称之为冠心病易患因素或危险因素。

(1) 年龄:有 3/4 的患者在 50 岁以后发病,但疾病的起始时间应在青少年。冠心病是长时间逐渐形成的,年龄越大,发生冠心病的概率越高,这是不易改变的危险因素。近年来发病年龄有逐渐年轻化的倾向,许多 30 岁或 40 岁患者就已经出现冠状动脉严重狭窄。

(2) 性别:男女患病比例为 2:1,女性绝经期前发病少,绝经后明显增加,可能与雌激素具有免患冠心病机制有关。女性绝经后雌激素水平下降,冠心病发病率增多。

(3) 高脂血症:血液中胆固醇 >6.7 mmol/L(2.6 g/L)者,冠心病发病率为胆固醇 <5.2 mmol/L(2 g/L)者的 5 倍。甘油三酯、低密度脂蛋白、载脂蛋白 B 水平的增加也是患冠心病的主要危险因素。

(4) 高血压收缩压高于 180 mmHg 者的患病率为收缩压低于 120 mmHg 者的 8 倍。冠心病患者中约有 60% 合并高血压。

（5）肥胖：肥胖易罹患高血压病、糖尿病、高血脂病，临床资料表明胖人与瘦人冠心病的发病率比为 5∶1。

（6）吸烟：吸烟导致冠心病已成定论。吸烟者患冠心病是不吸烟者的 3～5 倍，且病情严重程度与吸烟量呈正相关。

（7）糖尿病：40 岁以上糖尿病患者中，约 50％患有冠心病。

（8）遗传：双亲患冠心病者，其子女患该病的概率比正常人高 1～1.7 倍。

（9）精神因素：精神紧张、易怒、多愁善感者比镇静、开朗的人易患冠心病。

（10）体力劳动和脑力劳动：脑力劳动者比体力劳动者易患冠心病，前者冠心病的发病率比后者高 1 倍。

（11）饮酒：饮酒与冠心病的关系呈"U"字形，即适当饮酒不易患冠心病，但大量饮酒易患冠心病。

总之，冠心病的发生是多因素所致，其中高血压、高血脂、糖尿病及吸烟为主要致病因素。

高血脂如何引起冠心病

正常情况下，脂质的摄取、代谢和排出保持着动态平衡。脂质是人体细胞的基本成分之一，是细胞代谢的重要原料，对人体是必需的。

当脂质代谢发生障碍时，由于摄入过多或排出不足，使脂质在血液中积累过多，而由于高血压或吸烟等因素存在时，血管内

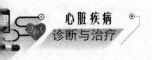
皮细胞壁损伤,脂质容易通过动脉的破损处沉积在动脉内膜中,逐渐形成脂质斑块,进一步形成黄色粥样物,导致动脉壁粥样硬化,逐渐形成冠状动脉狭窄,成为冠心病。

高血压如何引起冠心病

长期高压血流冲击血管壁时,容易引起动脉管壁内膜的机械性损伤,血压越高,损伤越重。而且高血压时,神经内分泌紊乱,分泌的各种有害物质过多,会导致血管壁的直接损伤,还可以引起冠状动脉痉挛。这些因素导致血中脂质容易沉积在血管壁内,加速冠状动脉粥样硬化的形成。

肥胖如何导致冠心病

标准的体重是人体健康的重要指标之一。标准体重的计算公式为:体重(kg)＝身高(cm)－105。超过标准体重的30%,称为肥胖。肥胖者常常是由于热量摄取过多,运动较少,导致体内胆固醇增加,随着血压的增高,容易形成动脉粥样硬化。

吸烟如何导致冠心病

香烟的主要成分是尼古丁。吸入的尼古丁作用于交感神经系统,使心跳增快,血管收缩和血压增高,冠状动脉痉挛,使心肌耗氧增加,造成心肌相对缺氧,通过机体反馈系统又刺激释放肾上腺素,进一步加快心率,引起血管收缩和血压增高,同时刺激血小板聚集形成血栓,堵塞小动脉。而且吸烟时,由于不完全燃烧而产生的一氧化碳与血红蛋白的亲和能力明显高于氧气,导致结合氧的血红蛋白降低,从而造成血管壁组织缺氧、水肿,促进胆固醇和脂质的沉着,形成冠状动脉粥样硬化。故吸烟是诱发冠心病的罪魁祸首,吸烟有百害无一利,应尽早戒烟。被动吸烟同样具有以上坏处,特别是在空气不流通的环境内,被动吸烟与主动吸烟的危害相差无几,而其中受害最严重的是儿童,应注意在公共环境内勿吸烟。

糖尿病如何导致冠心病

糖尿病是一种糖类、蛋白质和脂质代谢紊乱,以高血糖为突出表现的疾病。其导致冠心病的机制包括以下几个方面。

(1)由于高血脂而容易引起冠心病。

(2)由于胰岛素缺乏,心肌细胞利用葡萄糖供应心肌营养不足,而且血糖浓度高,糖化血红蛋白增加,红细胞携氧能力降低,心肌容易缺氧。

(3)糖尿病患者血黏度增加,红细胞容易聚集,加之血小板黏附性和聚集性增加,容易产生血栓。

(4)糖尿病患者容易伴发高血压病,促使形成冠心病。

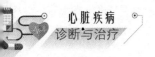
精神因素如何导致冠心病

机体是一个统一的整体,通过神经和内分泌系统将各个系统联系起来,精神因素可通过神经内分泌系统调节心血管系统的功能。精神压力大、易发怒的患者,在遇到应激情况时会出现以下症状。

(1) 心率加快,心肌耗氧量增加,可造成心肌缺血、缺氧。

(2) 小动脉持续收缩,管壁变性、僵硬,管腔狭窄,使血压持久升高,促发动脉粥样硬化。

(3) 可以造成体内代谢紊乱,引起高血脂,导致凝血机制的亢进,形成血栓,促进动脉粥样硬化,容易引起冠心病。

冠心病有什么临床表现

有些冠心病患者最初无任何症状,能参加日常工作和活动,在体格检查做心电图或运动试验时可能发现有心肌缺血表现,这种情况应怀疑为早期冠心病或隐性冠心病,需定期检查,并积极治疗。

冠心病患者最常见的症状或首发症状为劳累后出现心绞痛。心绞痛是心前区及其附近部位由于心肌暂时或一过性缺血缺氧而发生的不适症状。典型的病例为胸骨中或上 1/3 处出现疼痛,可向左肩、左上肢前内侧及无名指与小指放射痛。有时疼痛放射呈"跳跃"现象,可表现为左肩、左手疼痛,而手臂其他部位皆不受累。疼痛程度为轻到中度,休息或服用硝酸甘油可缓解。还可有其他各种不同的表现。

心绞痛常见的诱发因素为体力运动,主要在运动量加大的时候发生,寒冷的气候和饭后也容易诱发心绞痛。情绪的影响同样重要,愤怒和焦虑都是明显的诱因。有的患者刚睡不久即发生心绞痛,也有的因心绞痛而惊醒。一躺下即发生心绞痛称之为"卧位心绞痛",提示病情已比较严重。一般在数年内,症状呈进行性加重。

心绞痛大多持续2~3分钟。如何缓解心绞痛主要取决于诱发因素,如劳累者休息片刻可缓解。常用缓解心绞痛的药物有硝酸甘油,舌下含服效果较好,可在2~3分钟内缓解心绞痛。

什么是心肌梗死

冠心病患者的冠状动脉血流发生突发性、灾难性减少或中断所致的心肌坏死性改变,称为心肌梗死。如心绞痛持续发作且硝酸甘油疗效不佳者,应考虑心肌梗死的可能。

心肌梗死常表现为突发、剧烈,且发病持续时间长,与心绞痛不同,硝酸甘油不能缓解,疼痛时往往伴有恶心、呕吐、大汗淋漓,及心动过缓和心功能不全、心律失常等。心电图有明显 ST 段抬高等急性缺血表现。此时如及时发现并处理得当,可以减

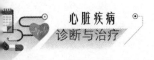

少梗死面积或避免死亡。

有些患者,特别是老年人,可能无明显胸痛,或为其他症状如呼吸困难、昏厥所掩盖,也有的一开始即表现为休克或急性左心功能衰竭。由心脏疾病造成的突然死亡病例中,有一半以上为冠心病所致。发病前无任何特异性症状,突然在 6 小时内死亡者称为猝死,冠心病所致猝死主要是心室停搏、心室纤颤,此时如能得到及时积极的抢救,可以挽救患者的生命。

以上所述是比较典型的心绞痛的部位、症状表现、时间、诱因和疼痛缓解的方法等,但还有一部分患者不完全具有以上表现,很容易被误诊或漏诊,这时应到医院就诊以明确诊断,并给予相应的处理,以免造成不良后果。

心绞痛有几种类型

心绞痛通常分为两种类型:劳力型心绞痛和自发型心绞痛。但两者可以转换,如最初为劳力型心绞痛,以后合并有自发型心绞痛,或最初为自发型心绞痛,以后合并有劳力型心绞痛。

什么是劳力型心绞痛

由于劳累等引起心肌耗氧量增加所诱发的心绞痛称为劳力型心绞痛。此型约占心绞痛总量的 2/3。主要是由于冠状动脉狭窄导致血流受阻,而且使心脏储备力降低。在安静状态下尚可通过侧支循环的建立及狭窄病变远端的小动脉扩张满足心肌代谢,但在心脏负荷增加时,则不能满足心脏血液供应,从而出现心肌缺血缺氧,导致心绞痛。从病理和临床对照来看,冠状动脉狭窄低于50%,可不出现心绞痛,也就是冠状动脉狭窄超过50%才表现为心绞痛。

劳力型心绞痛分为哪几种亚型

根据病情和病程,劳力型心绞痛又可分为3种亚型:稳定劳力型、初发劳力型和恶化劳力型。

(1)稳定劳力型心绞痛:是指病程在1个月以上,胸痛发作与心肌耗氧量增加有固定关系,即诱发心绞痛的劳力强度相对固定,超过一定量就可引起心绞痛,活动停止后症状可以缓解。心电图运动试验多呈阳性。此型为冠状动脉搭桥手术的典型适应证。

(2)初发劳力型心绞痛:是指发生劳力型心绞痛的病程在1个月以内。该类型患者年纪较轻,男性居多,临床表现差异大,可以在中等度劳力时偶发心绞痛,轻微用力或休息时频发心绞痛,也可以表现为心肌梗死前的心绞痛。绝大多数内科治疗有效,难治者可以采用冠状动脉搭桥手术治疗。

(3)恶化劳力型心绞痛:是指短期内心绞痛发作次数增多、持续时间延长、疼痛程度突然加重,活动耐量较以前明显降低,

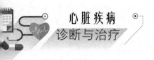

日常生活中轻微活动即可诱发心绞痛,甚至在静息睡眠时也可发作,休息或使用药物治疗缓解不理想。发作时心电图有明显的缺血性 ST-T 改变,但血清酶含量测定正常。该类患者在病情稳定后或内科治疗不满意时,均应及时施行冠状动脉搭桥手术。

初发劳力型心绞痛与恶化劳力型心绞痛的病情易变化,可能引起不良后果,都属于不稳定型心绞痛,因此应加强治疗、注意休息。

什么是自发型心绞痛

该型心绞痛是由于冠状动脉痉挛引起供血不足所致的心肌缺血性心绞痛。自发型心绞痛的发作与劳力及其他引起心肌需氧量增加的因素无明显关系,常于休息或卧床时发作,与劳力型心绞痛相比,其疼痛一般持续时间长,程度较重,但其发作频率、持续时间及疼痛程度因人而异。有时疼痛含服硝酸甘油不易缓解,甚至出现类似心肌梗死样疼痛。自发型心绞痛的病理基础每个个体差异较大,一部分患者可能在冠状动脉粥样硬化导致管腔严重狭窄的基础上发生血管痉挛,常在疾病早期有劳力型心绞痛,只是到后期才在休息时发作心绞痛;另一部分患者无明显冠状动脉狭窄,主要是冠状动脉痉挛所致血流减少,引起心绞痛,这部分患者要预防性使用肠溶阿司匹林及扩血管药物,避免疾病进一步发展。

什么是变异型心绞痛

变异型心绞痛是自发型心绞痛中的一种特殊类型,临床特点为疼痛发作往往在休息时,且几乎在每天的同一时间发作,特别在后半夜或凌晨睡梦中因疼痛而惊醒。胸痛发作时心电图出现对应导联 ST 段升高,胸痛常伴有心律失常(如房室传导阻滞、室性早搏或室性心动过速)。使用硝酸甘油可以缓解疼痛,心电图 ST 段抬高可以随疼痛缓解而消失。临床上,患者自己常常易忽视。

变异型心绞痛的原因是什么

变异型心绞痛的主要原因是冠状动脉痉挛,致使冠状动脉管腔完全闭塞,故变异型心绞痛不是由于心肌耗氧量增加所致,而是心肌血液供应减少。其冠状动脉造影可以有动脉粥样硬化性狭窄,也可以是正常的。如清晨时人体代谢低,扩张血管平滑肌物质减少,冠状动脉管腔直径相对较小,造成供血不足,导致心绞痛。因此变异型心绞痛易在凌晨发作。

采用哪些方法可以诊断冠心病

以下 6 个方面对冠心病的诊断具有意义。

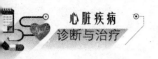

(1)病史:有易患冠心病的因素,如高血压、高血脂、糖尿病、吸烟、肥胖及阳性家族史等,且有心绞痛表现,则很有可能患冠心病。但一部分冠心病患者也可无心绞痛。

(2)心电图:有 ST 段水平压低或下斜型压低的现象,动态心电图(Holter)有 ST 段改变,均提示可能患冠心病。Holter 诊断冠心病的阳性率可以比静态心电图高。

(3)心电图运动试验:试验阳性表明可能患有冠心病。该方法发现冠心病的阳性率较静态心电图及 Holter 更高,因为在运动时,更能体现心脏在负荷状态下耐受缺氧的程度。

(4)超声心动图:可以发现心肌节段运动减弱,收缩不协调,间接说明心肌可能存在缺血缺氧,可能存在冠心病。但冠心病患者的室壁运动也可以很好,没有阶段性运动减弱表现。

(5)放射性核素心肌显像:在心肌缺血的区域,出现心肌灌注明显降低,提示该部位心肌缺血。

(6)冠状动脉造影:可以发现冠状动脉狭窄,明确诊断冠心病,是诊断冠心病的金准则,对无症状的可疑冠心病患者,冠状动脉造影可以明确诊断。但也有一部分患者有心绞痛症状,冠状动脉造影却没有明显狭窄,可能是由于冠状动脉痉挛所致。

心电图运动试验的适应证是什么

心电图运动试验的适应证如下。

(1)疑为冠心病,临床有心前区疼痛表现,而静息状态时心电图正常者。

(2) 40 岁以上且有冠心病易患因素,如高血压、高脂血症、糖尿病、吸烟、家族史等,以及无冠心病症状的可疑冠心病患者。

心电图运动试验在冠心病诊断中有什么意义

平时躺在床上所做的心电图称静息心电图,它是反映心肌缺血一个很好的办法。可是许多冠心病患者静息时心电图正常,但在心脏负荷增加时,可以诱发心肌缺血的表现。在运动状态下所做的心电图称为心电图运动试验,它是冠心病早期诊断一种有价值的方法,但在以下情况时可以出现假阳性或假阴性,如药物的影响、电解质紊乱、饱餐后、口服或滴注葡萄糖、过度换气、胸廓畸形、贫血、体位变化及其他影响因素。因此,不能单靠心电图运动试验阳性就确诊冠心病,应根据患者的情况和临床资料进行全面分析,有条件者尽可能做冠状动脉造影检查,以明确诊断。

心肌梗死有哪几种类型

心肌梗死是指持久而严重的心肌缺血所引起的部分心肌坏死,可有胸痛、急性心功能衰竭、休克、意识障碍、严重心律失常等表现,同时出现心电图的特征性表现和血清酶学改变。根据

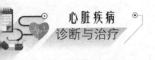

坏死范围可分为以下几种。

(1) 心内膜下心肌梗死:是指心肌坏死局限于心内膜下心肌薄层组织,心电图仅有 ST 段下降,T 波平坦、倒置。

(2) 透壁性心肌梗死:是指坏死组织累及心室壁全层,心电图可有 ST 段抬高并出现病理性 Q 波。

(3) 小灶性心肌梗死:指心肌内散在的小坏死区,心电图常无典型的心肌梗死改变,需要血清酶学诊断。

心肌梗死按病程又分为急性(发病在 4～6 周内)和陈旧性两种。急性心肌梗死的绝大多数患者有冠状动脉粥样硬化病变存在,约有 2/3 的患者存在诱发因素,常见诱因有劳累、情绪变化(如着急、生气、过度兴奋)、天气变化、进食过饱或进食高脂肪餐、感染等,故应尽量避免此类现象的发生。

冠心病有哪几种治疗方法

冠心病的治疗主要有以下方法。

(1) 药物治疗:扩张冠状动脉、防治心绞痛及心肌梗死的发生,以及控制高血压、糖尿病等易引起冠心病的因素,控制各种心律失常的发生,给予抗血小板聚集药物如双嘧达莫(潘生丁)、阿司匹林等。

(2) 急性心肌梗死的溶栓治疗:经静脉注入各种溶栓酶制剂,在急性心肌梗死后的 12 小时内进行溶栓,可以使闭塞的梗死血管再通,挽救缺血心肌,避免坏死。

（3）冠状动脉球囊扩张或支架植入：可以在急性心肌梗死后的 12 小时内或在患者稳定期,将球囊导管置于冠状动脉内狭窄处,再将球囊充气直接扩张冠状动脉即冠状动脉内球囊扩张,可在狭窄处置放金属支架或药物涂层支架,避免狭窄部位血管扩张后再狭窄。

（4）冠状动脉搭桥术：采用外科手术,在心脏搏动下或体外循环心脏停搏下,于主动脉根部和冠状动脉狭窄段远侧部位连接一段血管,使狭窄远端的冠状动脉得到充足的血供,改善心肌缺血缺氧状态。

（5）激光心肌血管重建术：对血管弥漫性病变,狭窄远端不能进行冠状动脉搭桥手术的患者,可以采用激光在心肌表面打孔,使缺血部位的心肌直接从左心室内通过孔道注入血液,通过新生血管的建立,可改善缺血区的血液供应。

（6）心肌内注入生长因子：在心内膜或心外膜下注入生长因子,可以促使心肌的毛细血管再生,使缺血心肌获得血液供应。此方法目前正处于临床实验阶段。

（7）心脏移植：冠心病晚期患者,由于病变严重,不能采用以上方法治疗者,可以采取心脏移植。

冠心病会遗传吗

冠心病的发生主要由环境因素和遗传因素决定。环境因素包括饮食习惯、吸烟、劳动或锻炼、肥胖以及精神状态等。遗传

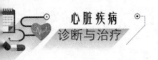
因素可能遗传给下一代,包括性格、高血压、冠状动脉解剖结构等。因此,有的家庭父母患有冠心病,子女也患有该病,但有的父母患有冠心病,子女并没有患该病,说明是否患冠心病,取决于环境因素和遗传因素相互作用的结果。冠心病具有一定的家族性,但不是一个明确的遗传性疾病。父母中1人患冠心病,其子女患病率为双亲正常者的2倍;如父母均患冠心病,其子女患病率为双亲正常者的4倍,且双亲发病年纪越轻,其子女患冠心病的危险性越高。虽然遗传因素在冠心病发病中占很重要的位置,但只要注意从后天方面去防治冠心病的各种易患因素,冠心病的发病率还是可以明显降低的。

冠心病的发病率为何男女有别

统计资料表明,冠心病的发病率存在明显的性别差异,男性发病率是女性的2~5倍。冠心病的好发年龄为50岁以后,近年来其发病年龄逐渐降低。动脉粥样硬化病变最早是从幼儿期开始的,年龄每增加10岁,冠心病的患病率增加1倍,故而大多数患者病变在50岁以后开始表现出来。女性在50岁以前冠状动脉粥样硬化病变轻且发展较慢,50岁以后发展加快,且发展与男性相差不多。主要是由于女性在绝经前自身的雌激素水平较高,该激素具有抑制冠状动脉粥样硬化病变和降低血脂的作用;50岁后由于绝经,女性这种自身保护作用明显降低,于是冠心病的发病率明显上升。另外,男性与女性相比,如吸烟、精神紧张、竞争性强等因素,容易导致高血压,也是易患冠心病的危险因素。

脑力劳动者与体力劳动者冠心病发病率有何不同

是否容易患冠心病受多因素的影响,脑力劳动者并不一定比体力劳动者的冠心病发病率高,但脑力劳动者由于缺乏体力活动,经常进行高强度的脑力劳动,不停思考,精神紧张,睡眠时间少,可引起神经及内分泌系统功能紊乱,导致血液中破坏血管内皮因子增多,血压上升,血脂代谢紊乱,血中胆固醇增高,容易造成动脉粥样硬化。相反,从事体力劳动者精神紧张度小,而且体力劳动还可以帮助人体调节自主神经功能,使疲劳消失,避免过多的热量转为脂肪,从而降低血脂,减少了引起动脉粥样硬化的可能;另外,体力劳动有助于降低血压,使肾上腺活性降低,减少血管痉挛因素。因此,从事脑力劳动者应该经常参加一些体力活动和适当的体育锻炼,积极地预防冠心病。

高脂血症与高脂蛋白血症的区别是什么

清晨空腹血液中的胆固醇或甘油三酯含量超过正常值,称为高脂血症,包括高胆固醇和高甘油三酯。胆固醇和甘油三酯在血液中通常按一定的比例与特殊蛋白结合后才能输送至身体

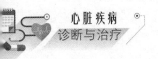

各处,这种脂质与蛋白质的结合物称为脂蛋白。脂蛋白分高密度脂蛋白、低密度脂蛋白、极低密度脂蛋白和乳糜微粒 4 种。高密度脂蛋白是保护机体免患冠心病的因素,含量降低者容易罹患冠心病;其他 3 种脂蛋白是易患冠心病因素,浓度越高,越容易患冠心病,当其含量超过正常高限,称为高脂蛋白血症。高脂血症和高脂蛋白血症的本质是相同的,只是诊断方法不同,但后者更能反映血脂代谢紊乱的本质。

血脂高的人群中冠心病的发病率是血脂正常人群的 2～4 倍。降低血脂可使冠心病的发病率、病死率及心肌梗死的发生率明显下降。

胆固醇对人体有什么作用

血浆中胆固醇增高时会沉积在冠状动脉血管壁的内膜层,形成粥样斑块,这种斑块使冠状动脉管壁变得凹凸不平,动脉弹性降低,脆性增加,容易破裂,在此基础上不断沉积其他物质则会导致血管逐渐狭窄或闭塞,形成冠心病,可见高胆固醇血症是导致冠心病的重要原因之一。

胆固醇含量增高可以导致冠心病,但不能由此断定胆固醇对人体无益。胆固醇是构成人体细胞的重要部分,它构成细胞的各种膜(细胞膜、核膜、线粒体膜、内质网膜),也是组成神经细胞的主要成分,还是体内合成胆汁酸、维生素 D_3、皮质激素及性激素的原料。它能维持各种膜的通透性及细胞的正常代谢,还与神经的兴奋与传导有关。因此,胆固醇是人体正常生理活动的重要组成部分。但胆固醇过高,不仅可以引发冠心病,而且还易患黄色瘤和胆石症,故体内胆固醇含量维持在正常范围内对人体才有益。

吸烟对冠心病有什么影响

香烟中含有尼古丁和一氧化碳,这些成分随烟雾进入血液可引起血管收缩、心跳加快和血压升高,增加心脏负担,易引起心绞痛和心律失常。尼古丁还易引起血小板的黏附和闭塞。另外,吸烟可使冠状动脉血管痉挛,甚至引起心肌梗死。每天吸烟1 包以上者,其冠心病的发病率是不吸烟者的 3～5 倍,病死率为不吸烟者的 6 倍。因此不吸烟对冠心病具有很大的好处。

哪些性格特征者易患冠心病

近年来研究结果表明,性格与冠心病有一定的关系。在进行冠心病的心理和生理研究中发现,冠心病与心理、社会因素密切相关。

美国心脏病专家弗里得曼和罗森曼将人的性格分为两种类型。A 型性格的人动作利落,做事节奏快,争强好胜,勇于进取,不言失败,对任何事没有满足感,一件事没有做完,又去做另一

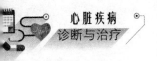
件事。这种人的脾气急躁,锋芒毕露,干练利索,性格外向,说话急速有力,易激动、发怒,而且常常为小事发火。B型性格则相反,做事较慢,不争强好胜,没有竞争压力,工作中有主见,不宜受外界干扰,遇事随和,容易控制自己的情绪,紧张之后会轻松休息,拿得起、放得下,有很好的自我调节能力。

A型性格的人最容易患冠心病、高血压和神经官能症,B型性格的人患冠心病和高血压者较少。主要是由于A型性格的人紧张的状态使身体内部失去平衡,在遇到应激情况下,血中儿茶酚胺明显高于B型性格的人,导致血管收缩,心率增快,心肌耗氧量增加,容易导致冠心病的发生。

糖尿病患者如何预防冠心病的发生

糖尿病是一种全身性代谢紊乱疾病,可以影响到全身各个系统和脏器。糖尿病容易导致冠心病的发生,还可以损害神经末梢,使患者的感觉出现障碍,对心绞痛不敏感,容易贻误冠心病的发现时机,甚至导致无痛性心肌梗死。而且,胰岛素本身具有促进粥样硬化的作用,在糖尿病治疗中,不论是使用胰岛素或是使用口服药刺激体内胰岛素的提高,如果使用不当,都可能加重冠心病。因此,对糖尿病患者应特别注意以下几点:①在医生的指导下,科学地控制糖尿病;②避免诱发冠心病的各种危险因素;③定期检查心脏情况,便于及时发现冠心病;④最好使用饮食疗法或运动疗法,尽可能地降低胰岛素用量。

天气对冠心病的发作有什么影响 ⊃

我国冠心病的发生率具有北方高、南方低的特点,其中,天气寒冷可能是影响因素之一。冠心病患者对天气变化的适应性较差,冬季冠心病的发作次数和心肌梗死的发生率明显增加,说明寒冷是诱发心绞痛的重要因素。低温可以使交感神经兴奋、血压增高、心率持续加快,从而增加心肌耗氧量;同时低温刺激血管收缩,血流速度变缓,不能满足机体需求,心脏必须增加负荷才能代偿这种不足,故易诱发心绞痛。而低温引起的血管痉挛及血管收缩可使冠状动脉血流减少,引起血栓栓塞,加重冠心病,甚至引起急性心肌梗死。故冠心病患者应特别注意御寒保暖,同时要注意加强锻炼,增加身体的抗寒力训练,避免温差过大对机体的刺激。

各种无机元素对冠心病有什么影响 ⊃

无机元素广泛存在于土壤、水和各种食物中。这些无机元素以无机盐或与酶结合的方式存在于人体中,主要作为体内各种酶的激活物或抑制物,参与机体糖、蛋白质和脂肪代谢,影响生物的氧化合成、细胞膜的通透性、心肌的兴奋性等。某些特定元素的缺乏或过多,可以影响细胞的结构、功能和代谢,直接或间接影响动脉粥样硬化,抑制或加速冠心病的发展。

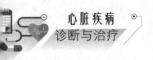

抑制冠心病发生发展的元素如下。

(1) 低镁可以引起高胆固醇,加速冠心病的发生。增加镁的摄入,可以减轻冠心病症状,减少心律失常,表明镁对缺氧心肌具有保护作用。

(2) 钙是水和矿物中广泛存在的元素,钙在肠道中与脂肪酸结合,阻止其吸收,使血脂下降,可以降低冠心病的发生,适当补充钙和镁具有保护冠状动脉的作用。

(3) 硒是一种微量元素,血中硒的含量与冠心病的发生成反比,对缺氧的心肌具有保护作用。

(4) 铬、锰、硅、氟等元素对维持血管弹性,抑制动脉粥样硬化的发展,防止冠心病的形成具有很好的作用。

促进冠心病发生的元素有以下几方面。

(1) 高钠可以导致高血压,从而引起冠心病。故应限制钠的摄入量。

(2) 钴、镉、铅、钡等都可以引起血压升高,胆固醇增高,促进动脉粥样硬化,从而引起冠心病。

(3) 铜亦可以促进动脉粥样硬化,引发冠心病。

日常生活中应注意适当调整饮食结构,尽量避免引起高血压、高血脂和促进动脉粥样硬化的元素摄入,起到预防作用。

如何早期发现冠心病

为及时发现冠心病,在日常生活中要警惕可疑的各种迹象,如出现以下问题应立即就医,便于及时发现和治疗。

(1) 劳累后或精神紧张时出现胸骨后、心前区疼痛或憋闷感,常常伴有大汗,胸痛向肩胛骨、手臂或颈部放射。有时,诱发胸痛的劳动强度很固定。

(2) 饱餐、寒冷或惊吓时感到心悸、胸痛。

(3) 体力活动或在日常生活中,相同强度如爬山、上楼梯等较别人容易出现心慌、气短、胸闷或呼吸困难等。

(4) 夜间不能平卧,需要将枕头垫高,睡眠时容易突然惊醒,感到心悸、胸闷、呼吸不畅,只有坐起后方觉好转。

(5) 性生活时感到心悸、气急、胸闷、胸痛等。

(6) 老年患者出现反复发作的左肩痛,一般治疗不能缓解。

(7) 经常出现心律不齐、心动过速或心动过缓等症。

冠心病患者应如何合理饮食

冠心病患者在饮食方面需要注意以下几点:①避免饱餐和摄入高脂肪,以免引发心绞痛和加剧冠心病的发展。②摄入食物的总热量应以维持合理体重和日常工作需要为宜,避免热量过多而肥胖。③应少摄入含胆固醇较高的食物,如松花蛋、蛋黄、鱼子及肝、脑、肾等动物脏器,少食含饱和脂肪酸的动物性食物如黄油、猪油、肥肉及奶制品等。④应多摄入含不饱和脂肪酸的植物油,如葵花籽油、芝麻油、玉米油、菜籽油和豆油,不饱和脂肪酸的比例含量增加可以促进体内胆固醇的排泄。⑤适当进

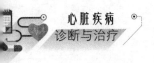
食碳水化合物。⑥多吃水果、蔬菜、豆类、瘦肉、鱼虾等，且不要食盐过多，以免加重高血压。

过多进食富含动物脂肪或胆固醇的食物，如黄油、动物内脏、猪油、肥肉等，会使血脂水平增高，从而导致冠心病发病率和病死率增高。膳食中脂肪含量较低的人群，冠心病的发病率较低，故应以进素食为主，食油以植物油为主。目前我国人民生活水平不断提高，但应注意避免进食过多的油腻食物，增加纤维素、蔬果的摄入比例。

为什么冠心病患者不宜饱餐

因为饱餐后为了满足胃肠道的消化和吸收，血液向胃肠道分布较多，造成暂时低血压，容易引起冠状动脉供血不足。而在饱餐的同时往往会大量饮酒和进食较多的高脂肪食物，易于情绪激动而使心脏耗氧量增加，饮酒使外周血管扩张，加重血压下降。饱餐还导致血脂浓度迅速增高，血黏度升高，血小板的活性增强，容易引起微血栓形成，诱发心绞痛。

能否不食脂肪，只食糖类

脂肪是维持人体生命的重要营养物质，进食一定量的脂肪是必需的。进食过多的糖类对身体也不利，糖类（碳水化合物）

如糖果、米、面和甜食在体内一部分作为人体活动的能量被消耗,多余的则以糖原的形式储存在肝脏和肌肉内,通过酶转化为脂肪,使身体发胖,心脏负担增加,同时进一步引起脂质代谢紊乱,导致冠心病。故无论哪种食物摄取都应有度。

如何处理肥胖或高脂血症

有些肥胖患者采取过度的饮食控制,容易导致营养不良,机体抵抗力下降和神经性厌食。控制饮食应在满足机体正常需要的情况下,避免过多的热量摄入。只有采取科学的态度和方法,才能有效地控制体重。

（1）首先调整饮食结构,控制食量。新鲜水果和蔬菜不仅含有丰富的维生素和矿物质,而且热量低,因此进食足量的果蔬,可以满足机体的饥饿感,同时控制热量的摄入。

（2）逐渐增加体力活动,尽量运动减肥。

（3）适当减少睡眠时间。

（4）合理安排饮食,少食多餐,在两餐之间尽量将热量及时消化掉。避免不食早餐,而在午餐中将食物一次补齐的方式。如以上方法效果不佳,可到医院就诊,合理服用降血脂药或减肥药物。

治疗冠心病的常用药有哪些

经常心绞痛发作者,最好随身携带硝酸甘油、硝酸异山梨酯

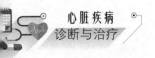
(消心痛)或硝苯地平(心痛定)等扩血管药。硝酸甘油类药物治疗冠心病主要通过以下几个方面起作用:①通过体静脉扩张的间接作用,减少回心血量,降低心肌耗氧量。②通过扩张体动脉血管,降低外周血管阻力和提高大血管的顺应性,从而降低心室的舒张压和收缩期压力,减轻心脏负荷,降低心肌耗氧量。③通过扩张冠状动脉,消除狭窄部位的血管阻力,缓解血管痉挛,改善缺血心肌的血供,同时扩张冠状动脉血管的侧支循环,增加心肌血供。

冠心病患者可以旅行吗

冠心病患者在病情稳定时可以旅行,但要带好硝酸甘油类药物备用,在可能诱发心绞痛情况出现之前预防性含服硝酸甘油。如旅行中突发心绞痛,在服药的同时应与乘务人员或医院联系,以便协助处理。冠心病患者应自备一小卡片,上面写明自己所得疾病、如何急救、如何服用硝酸盐类药物等,以备发病时别人可以协助处理。

冠心病患者能否观看激烈的体育比赛

对于高度紧张、容易兴奋的体育比赛,虽不禁止观看,但冠心病患者要尽量回避高度紧张激烈的场面,注意控制自己的情绪,如已出现心跳增加、脉搏不齐或心前区不适,应及时服药和就医。

什么是无症状性心肌缺血

心绞痛是急性心肌缺血的主要临床表现,也是诊断冠心病的重要依据之一,但有相当一部分患者心电图虽然表现为心肌缺血,但并没有心绞痛症状,这种现象称为"无症状性心肌缺血"。这种无症状性心肌缺血在冠心病患者中十分常见,且比疼痛性心肌缺血发作更为常见。由于其没有临床症状,往往不易被人发现,容易引起急性冠状动脉事件,如严重室性心律失常、心肌梗死,甚至猝死。这种无症状性心肌缺血的发作与冠状动脉痉挛有关,可能与体内缩血管因子内皮素释放增多及内皮舒张因子减少有关。由于这种现象可导致严重后果,故应引起警惕,积极防治。

哪些病症易与冠心病相混淆

冠心病最主要的症状是心绞痛,但临床上还有一些病症容易与心绞痛相混淆,应加以注意,便于及早鉴别。

(1) 胆囊和胆管疾病:胆囊、胆管疾病表现为后背痛和心前区痛,但疼痛时间长,舌下含服硝酸甘油不能缓解,心电图无改变,腹部超声可明确胆囊和胆管疾病。

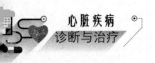

(2) 主动脉瓣狭窄或关闭不全以及主动脉瓣下狭窄:主动脉瓣病变可以有心前区痛,甚至有心电图缺血表现,主要是冠状动脉血流量不足所致。但根据超声心动图可以明确主动脉瓣原发病,冠状动脉造影可以确诊有无冠心病。

(3) 胸部肿瘤:胸部肿瘤可以表现为持续性胸痛,X 线胸部平片或 CT 见到胸部肿块等可以明确诊断。

(4) 胰腺炎或胰腺肿瘤:可以表现为心前区痛,疼痛较剧烈,不易缓解,血液检查发现淀粉酶升高,腹部超声可以确诊为胰腺病变。

(5) 溃疡病:溃疡病患者的疼痛与饮食有关,主要表现为饥饿时痛,可以做胃十二指肠吞钡造影以及胃镜检查明确诊断。

(6) 心脏神经官能症:可以表现为心悸、心前区疼痛、呼吸困难和全身乏力。胸痛多在左乳头下,持续时间较长,含服硝酸甘油无效,呼吸困难往往是叹息性的,深吸气后可缓解,体格检查和心电图无阳性发现,常有心悸、乏力、失眠、焦虑、情绪激动、头晕和发抖等神经衰弱症状。这种疾病多见于青年女性。

(7) 肋软骨炎:肋软骨连接部位的炎症或扭伤,局部压迫可有疼痛,疼痛处肋软骨组织可以隆起。

(8) 颈椎病、椎间盘突出症:骨骼疾病往往表现为活动时疼痛加重,疼痛与身体转动的方向有关。

心肌梗死时应如何紧急处理

如出现持续性胸痛,含服硝酸甘油不能缓解,首先不要惊慌,应保持镇静,立即卧床休息,减少活动,保持呼吸通畅(松解领口的上衣纽扣等),打开门窗,如有氧气应立即吸氧,并酌情口服镇静药或止痛药。如有条件,应行心电图、血压监测,根据情况口服降压药或抗心律失常药物。立即请医生或拨打120电话叫急救车送至医院就诊。搬动患者最好用平板车、担架,避免增加患者心肌耗氧量,加重心肌梗死,造成意外。在转运过程中,应在医护人员的指导下进行心电监护,并给予一定的治疗,如输氧、静脉补液、溶栓等。

急性心肌梗死早期容易发生致命性心律失常,如频发室性期前收缩(早搏)、室性心动过速、心室纤颤等,以及低血压、心室破裂等情况。因此,在心肌梗死后一定要送至医院就诊,卧床休息并采用先进的医疗仪器进行床旁监护,待度过危险期后再转到普通病房治疗。如医院条件允许,可以在急性期进行溶栓治疗、冠状动脉内球囊扩张、植入支架以及急诊冠状动脉搭桥手术等各种急诊治疗。以上治疗可以明显降低急性心肌梗死患者的死亡率。

急性心肌梗死有哪些并发症

心肌梗死是严重威胁生命的疾病,主要由于其往往合并以下严重的并发症。

(1) 心源性休克:由于急性心肌梗死导致大片心肌坏死,造成心肌收缩力减弱,心脏泵血功能障碍,各主要脏器血供不足,

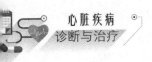

引起心源性休克。其多发生在急性心肌梗死 24 小时内,主要临床表现为低血压[收缩压低于 12.0 kPa(90 mmHg)],周身冷汗,面色苍白,神志迟钝甚至昏迷等意识障碍,脉搏细弱,呼吸浅快,少尿或无尿。

(2) 心律失常:是急性心肌梗死最常见的并发症,尤以室性心律失常为主,发生率为 60%～100%,是导致急性心肌梗死后死亡的主要原因之一。可以表现为室性期前收缩(早搏)、室性心动过速及心室纤颤等,也可以有室上性心动过速、心动过缓、心房纤颤或心房扑动。

(3) 心力衰竭:是急性心肌梗死后常见的重要并发症之一。急性心肌梗死如果发生心力衰竭,病死率大约为 50%。患者如出现呼吸困难、端坐呼吸、阵发性呼吸困难和咳嗽、咳粉红色泡沫痰等情况,说明出现急性左心衰竭;如出现呼吸困难、心率加快,肝、脾肿大,下肢水肿,腹腔积液等表明出现右心衰竭。均应予以强心药物治疗。

(4) 心脏破裂:大面积急性心肌梗死如果是透壁性的,可以导致左心室游离壁破裂,虽然发生的概率很小,但后果非常严重,几乎是不可能挽救的。破裂常常发生于急性心肌梗死后的第一周,尤其是一周后的第一天最常见。患者由于心脏破裂,血液进入心包腔,导致心包压塞,表现为突然病情恶化、恶心、呕吐、气短、面色苍白、休克、呼吸困难等,如果出现心力衰竭症状,体格检查可见颈静脉怒张,心脏浊音界扩大,测不到血压,摸不到脉搏,但心电图还可以有电信号,这种现象称为"电机械分离",表明心脏无有效收缩运动,需要立即抢救。因此,急性心肌梗死患者第一周要求绝对卧床休息,以减少这种严重并发症的出现。

（5）心室室壁瘤:由于透壁性心肌梗死,梗死区的心肌由结缔组织所代替,变成无收缩功能的纤维瘢痕区,在心室收缩时,由于心室内压力作用,使得没有收缩能力的心室壁向外膨出,造成心室的矛盾运动,形成心室室壁瘤而影响心脏的收缩功能。

（6）心室间隔穿孔:心室间隔发生急性心肌梗死,由于左心室的压力明显高于右心室,坏死的心室间隔承受不了这种压力阶差导致心室间隔穿孔,患者心前区可以突然出现粗糙的全收缩期杂音,表现为突发胸痛加重,心慌、气短、不能平卧,伴有颈静脉怒张和肝大、下肢水肿等心功能衰竭症状,约有一半患者可以出现心源性休克。心室间隔穿孔早期,由于心肌水肿严重,手术后容易发生心室间隔补片撕脱,再次出现左右心室间的分流,导致手术失败,故最好度过急性期后稳定6～8周再行手术修补,这样则心室间隔修补处组织变得结实,不容易发生心室间隔修补失败。

（7）二尖瓣关闭不全:急性心肌梗死可以导致乳头肌坏死,造成乳头肌断裂,二尖瓣失去腱索和乳头肌的控制,造成二尖瓣脱垂,出现严重的肺水肿。患者表现为持续剧烈的心前区疼痛,突然心慌、气短、端坐呼吸、咳粉红色泡沫痰,肺内布满干湿啰音,病情发展迅猛。如乳头肌完全断裂,危险性非常高,约有1/3患者立即死亡;如乳头肌部分断裂,及时纠正心力衰竭,可以待度过危险期后再考虑手术治疗。

（8）血栓栓塞或血栓形成:主要是血液瘀滞造成的。新鲜血栓容易脱落造成脑、心、肾、脾、肠系膜等血管栓塞,引起各种栓

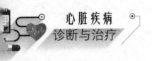

塞并发症。

（9）梗死后综合征：心肌梗死后可以有胸痛、发热、血中白细胞增高、心包摩擦音等。给予激素、吲哚美辛（消炎痛）或阿司匹林等药物治疗，数周后可以痊愈。

（10）肩手综合征：心肌梗死后数周或数月发生左肩、肘、手关节疼痛，运动障碍、肌肉萎缩及水肿等，是由于梗死后反射性的神经营养障碍所致。

影响急性心肌梗死预后的主要因素有哪些

急性心肌梗死发病的早期容易因心室纤颤、心脏停搏、休克及急性左心衰竭等导致死亡。影响急性心肌梗死预后的主要因素如下。

（1）左心室梗死面积越大，并发症越多，预后越差。梗死面积占整个左心室心肌的 20％，可以引起心力衰竭；如超过 40％，可以造成心源性休克。

（2）与梗死部位也有很大关系。左心室前壁心肌梗死的病死率高于后侧壁、高侧壁、前侧壁、下壁及前间壁；两个以上部位梗死者，病死率高于单一部位梗死者。前壁心肌梗死造成的梗死面积往往比下壁心肌梗死大，而且容易造成梗死后扩张，导致左心室的射血分数比其他部位心肌梗死造成的射血分数低。

（3）血中白细胞总数高于 $20 \times 10^9/L$，中性粒细胞比例明显增高者，心肌酶增高 4 倍以上者，心前区剧痛持续超过 24 小时者,持续性心动过速者的预后差。

(4) 年龄大于 65 岁的患者,发生急性心肌梗死后的病死率高。

(5) 左心室体积明显增大者预后差,合并严重快速室性心律失常、束支传导阻滞及完全性房室传导阻滞者的预后均不良。

老年人心肌梗死有什么特点

随着经济的发展和医疗卫生条件的改善,我国人口已步入老龄化,老年心肌梗死患者逐渐增多。老年人心肌梗死有以下特点。

(1) 老年人对疼痛不敏感,发现心绞痛较晚,甚至无心绞痛。无痛者的比例常随年龄增长而增加,年龄大于 80 岁的患者无痛性心肌梗死率可高达 60%。

(2) 老年人合并其他病症多,有时不容易发现已经罹患冠心病。

(3) 心肌梗死容易复发,临床表现和心电图检查缺乏特异性。

(4) 以前无心脏病,首次发病者容易被漏诊。

(5) 局灶性心肌梗死或非透壁性心肌梗死患者的心电图和临床症状不明显,容易漏诊。

(6) 发病往往表现为不明原因的心慌、气短、呼吸困难,或表现为恶心、呕吐、上腹痛等胃肠道炎症、胃溃疡或胰腺炎等症状,还可以表现为精神萎靡、意识不清、头痛、头晕等脑循环障碍或颈肩背部痛、咽喉痛、牙痛等。

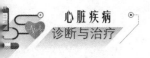

由于以上原因,对老年人心肌梗死应引起足够重视,避免误诊和漏诊。

什么是心室室壁瘤

心室室壁瘤是心肌梗死后的一种严重并发症,不是心脏肿瘤。我国心肌梗死存活者中约有 30％合并有室壁瘤,尤其是大面积穿壁性心肌梗死区更易形成室壁瘤。室壁瘤是由于坏死心肌在修复的过程中被结缔组织所代替,局部心室变薄,纤维瘢痕区与周围结缔组织有明显的界线;心脏收缩时,这部分纤维组织因无收缩能力,在心室内压力作用下向外膨出,与心室肌肉收缩方向相反,医学上称为矛盾运动。这部分坏死组织称为心室室壁瘤,简称室壁瘤。

心室室壁瘤对人体有什么危害

心室室壁瘤对人体有什么危害呢? 较小的室壁瘤可无症状。当室壁瘤面积占左心室面积的 20％以上时,可因心室壁的矛盾运动严重影响心室的收缩功能,降低心脏排血量。部分患者由于存在明显的左心室扩张或因缺血所致乳头肌功能不全而导致二尖瓣关闭不全,进而引发严重心力衰竭及心绞痛。在坏死组织与正常心肌交界处常有异位兴奋灶存在,易引起室性心律失常。室壁瘤的存在,可使心室内出现涡流,容易形成血栓,一旦血栓脱落可导致脑、肺、肾及肢体栓塞现象。故临床上心室室壁瘤是手术的绝对指征,应尽早手术。存在室壁瘤者比无此并发症患者的预后差。

急性心肌梗死与心绞痛的症状有何不同

急性心肌梗死的疼痛部位、性质、区域与心绞痛发作相似,但两者具有明显的不同之处。

(1) 心肌梗死多在休息时发作,无明显的即时诱发因素。心绞痛发作常有明显的诱发因素。

(2) 急性心肌梗死的疼痛时间明显较心绞痛时间长,多在1～2小时,甚至可以持续几天;疼痛范围较广,常常伴有烦躁不安、冷汗、恐惧,甚至有濒死感觉。心绞痛的疼痛时间较短,多在2～3分钟,疼痛也没有急性心肌梗死那样剧烈。

(3) 急性心肌梗死的疼痛性质为压榨性,剧痛难忍,休息或含服硝酸甘油药物不易缓解,需要使用强效的镇痛剂。心绞痛为钝痛,休息后或含服硝酸甘油类药物可以缓解,一般不需要使用镇痛剂。

(4) 急性心肌梗死常伴有发热、白细胞计数增高、血清酶增高和心电图异常表现。心绞痛可以伴有心电图异常,但没有发热和白细胞升高等改变。

(5) 急性心肌梗死容易伴有休克、心力衰竭、心律失常等并发症发生,心绞痛则很少有这些并发症。

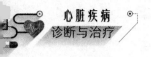

急性心肌梗死一定有疼痛吗

答案是否定的。尽管急性心肌梗死发生时,常有心前区剧痛,但15％～20％的急性心肌梗死可以无疼痛症状。发生这种现象的原因是什么呢?

(1) 动脉粥样硬化病变逐渐使血管腔闭死堵塞。

(2) 各种手术后发生急性心肌梗死,由于麻醉药物作用尚未过去,发生急性心肌梗死难以察觉。

(3) 老年患者对疼痛反应不敏感,或者存在神志不清,急性心肌梗死发病时没有感觉。

(4) 糖尿病患者由于长年病变累及感觉神经末梢,感觉迟钝,容易发生无痛性急性心肌梗死。

(5) 如果急性心肌梗死发病较急,是以急性左心衰竭、休克或严重心律失常为首发症状,并有脱水、酸中毒等,患者可以没有疼痛感觉,为无痛性急性心肌梗死。

故对以上各种情况应多加警惕,如出现可疑的症状,应及时到医院就诊检查,以免延误病情。

猝死者是否都患有心脏原发病

貌似健康或无明显症状的人,由于机体发生器质性病变或功能突变,引起突然或意外的自然死亡,称为猝死。死亡是在发病的 6 小时内。猝死者中 95% 由冠心病引起,5% 未见任何心脏疾病,而心脏猝死的绝大多数直接原因为心室纤颤。猝死可以发生于打架、生气、精神紧张等心脏负荷增加,心肌耗氧量增多时,也可发生于睡眠时。由于睡眠时心脏迷走神经兴奋,心率减慢,当心率减慢明显时,可以引起心脏停搏;另外睡眠时噩梦会使人紧张和感觉恐怖,也可诱发猝死。故冠心病患者不仅应很好地控制心率,避免心率过快,心脏负荷增加,同时也应避免心跳过慢,如低于 50 次/分,也会造成心脏意外事件发生。

发生心脏意外事件如何现场抢救

一旦发生心脏意外事件,现场急救非常重要,是抢救能否成功的重要环节。首先,应使患者平卧,松解领口,用手或耳探明鼻孔是否有呼吸,没有呼吸者,应立即将口鼻呼吸道内的堵塞物清除掉,保证气道通畅,之后进行口对口人工呼吸,捏闭患者鼻孔,抢救者用力吸气后向患者口内吹气;在保证呼吸的同时,将耳贴于胸前区确定有无心脏跳动,或触摸腹股沟处股动脉等确认大动脉有无搏动,如无搏动,应立即用空拳叩击胸前区 1～2 次,观察心脏搏动情况,如仍无心脏搏动,应立即就地采取体外心脏按压,即双手展开垂直交叉放于胸骨中下 1/3 部位,按压胸廓,直到心脏复跳。注意在抢救时将患者的颈部后仰,保证呼吸道通畅,后背应放置于硬物上,保证心脏按压有效。心脏按压的

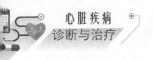

频率至少 100 次/分以上,而且要保证按压幅度,即颈动脉或股动脉可触及搏动。胸外按压与人工呼吸次数之比为 30∶2,即每按压 30 次,连续吹气 2 次。每次吹气时间不少于 1 s,应使胸廓上抬为标准,单纯通气频率为 10～12 次/分。在心肺复苏的同时,迅速将患者送往医院继续抢救。

　　2010 版心肺复苏指南指出,需行心肺复苏的成人,心搏骤停原因多数源于心脏疾病,所以,心肺复苏应从胸部按压开始,并且按压次数为≥100 次/分,深度为 5～6 cm,按压后应使胸廓充分回弹,按压与放松时间基本相等。进一步联合人工呼吸实施心肺复苏(图 10～图 12)。

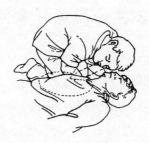

图 10　判断有否呼吸的方法

注:在保持患者气道通畅的条件下,观察其胸和上腹部呼吸活动(胸和上腹部吸气时上抬),耳听患者口、鼻的呼吸气流声音,以救助者面部感觉检测口、鼻进出的呼吸气流。

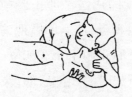
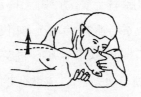

(1) 头后仰,捏紧鼻孔　　　　　　　(2) 口对口人工呼吸

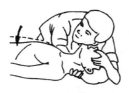 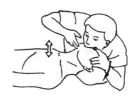

(3) 放开鼻孔观察患者呼气　　　(4) 捏紧鼻孔,再一次
　　　　　　　　　　　　　　　　　　口对口人工呼吸

图 11　口对口人工呼吸法

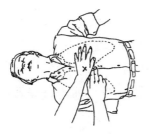 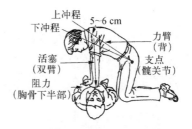

(1) 确定胸骨下半部和　　　(2) 抢救者的正确位置:双肩位
　　手的正确位置　　　　　　　于患者胸骨正上方,肘关节
　　　　　　　　　　　　　　　伸直,不能弯曲,靠上身上下
　　　　　　　　　　　　　　　摆动按压胸骨

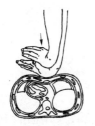 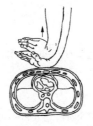

(3) 下压胸骨,注意手　　　(4) 按压后放松要完全,双手保
　　指和双手的位置　　　　　持原位,不能离开胸壁

图 12　胸外心脏按压

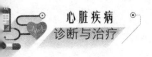

哪些患者适宜进行冠状动脉造影

　　冠状动脉造影是明确冠状动脉病变范围、程度和血管条件的最佳检查方法，是心外科医生决定能否手术以及在何处搭桥和评估搭桥术后效果所必须进行的检查。伴有下列情况者应作此项检查。

　　(1) 曾有过心肌梗死，目前仍有心绞痛者。

　　(2) 药物治疗效果欠佳的心绞痛患者。

　　(3) 怀疑有室壁瘤、室间隔穿孔及乳头肌功能不全导致二尖瓣关闭不全者。

　　(4) 需明确冠状动脉有无病变及病变程度者。

　　如患者存在严重心力衰竭，严重心律失常，严重肝、肾功能不全及感染者，不宜施行此项检查。

什么是冠状动脉搭桥手术

　　在主动脉根部与冠状动脉狭窄的远端，采用血管材料，建立一个通道，即称之为"桥"或者"旁路"，使主动脉血液输送到冠状动脉狭窄的远端，从而达到改善狭窄远端心肌缺血缺氧的状态，这种手术称为冠状动脉旁路移植术（coronary artery bypass grafting, CABG），即冠状动脉搭桥术。冠状动脉搭桥手术可以延长一部分冠心病患者的生命,使心绞痛消失或明显减少,提高患者的生存质量。但由于冠心病的病因没有根除,有部分患者在搭桥手术后(可能 10 年或 20 年),其冠状动脉其他部位或血管桥上会再次出现狭窄或堵塞,此时应根据不同情况,采取不同的治疗方法。

冠状动脉搭桥手术的适应证是什么

冠状动脉搭桥手术的适应证如下。

(1) 一支主要冠状动脉狭窄超过 50%,如左主干病变。

(2) 心肌梗死前心绞痛,即心绞痛频繁发作,每次持续 15～30 分钟以上,静息状态下也发作,药物治疗无效者。

(3) 心肌梗死后心绞痛。

(4) 冠状动脉球囊扩张术后再狭窄或扩张失败者。

(5) 心肌梗死后并发症,如室壁瘤、室间隔穿孔、乳头肌功能不全导致的二尖瓣关闭不全者。

(6) 急性心肌梗死 6 小时以内者。

(7) 心脏瓣膜病变,患者常规施行冠状动脉造影,如有主要分支狭窄,应在换瓣的同时施行冠状动脉搭桥术。

(8) 冠状动脉搭桥手术后再次发生新的主要冠脉狭窄,或桥血管阻塞,应再次施行搭桥手术。

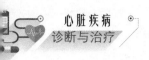

搭桥手术前患者应做哪些准备

冠状动脉搭桥手术前的准备工作非常重要,是关系到搭桥手术成败的重要环节。包括:①控制心率和高血压,使用药物使心率控制在 60～80 次/分,血压降至正常范围的高限。②将糖尿病患者的血糖控制在正常范围。③血脂高的患者给予低脂饮食并予降血脂药。④对心功能不全者应予强心、利尿、扩血管治疗,同时注意调整电解质平衡,避免心律失常的发生。⑤严重室性心律失常者,应用药物控制心律失常后再手术;如考虑为心肌梗死病灶周围缺血引起的顽固性心律失常,搭桥手术时应同时切除病灶。⑥术前禁烟至少 2 个月,有呼吸道感染者应控制感染,锻炼咳嗽。⑦有消化道溃疡者应予药物治疗,待溃疡稳定后 2 个月再手术。⑧肝、肾功能不全者,应予药物治疗好转后再手术。⑨精神紧张者术前要做好患者的思想工作,适量镇静,避免诱发心绞痛。⑩术前停用各种抗凝药物至少 1 周,特别是氯吡格雷(波立维),以免手术后大量渗血。

搭桥手术有几种方法

(1) 体外循环下常规搭桥手术:这种方法是目前多数医生采用的方法。手术中通过机器代替心脏和肺的工作(称为体外循环机),将体内静脉血液引导入机器,再通过机器内人工肺的作用,使静脉血氧合为动脉血泵入人体,手术中心脏停止搏动,为心脏手术提供无血的手术环境,便于操作。

(2)心脏不停跳下手术:这是20世纪90年代后期新开展的手术方式,在心脏跳动下,采用固定器固定心脏表面,不需要体外循环机进行搭桥手术。由于心脏跳动,对手术操作者带来一定困难,需要通过一定的锻炼才能达到常规搭桥手术质量,技术难度高。手术中还要搬动心脏显露不同部位的血管,麻醉医生能否维持血压的稳定,是保证手术成功的关键之一。由于心脏不停跳,维持了人体正常生理灌注,机体内环境的损坏明显比常规体外循环手术小,患者恢复快,手术后并发症少,住院天数少。但由于手术操作难度大,心脏显露不好,医生需要经过一段时间的学习才能达到良好的手术质量。

(3)采用机器臂或机器人辅助进行搭桥手术:该种方法可以大大减小手术切口,通过机器臂或机器人的帮助,采用心脏停跳或者不停跳来进行搭桥手术。这种设备在我国还没有广泛开展。其优点是可以降低对人体的损伤,但价格昂贵,同时需要更严格的培训才能完成。

用于搭桥的血管材料有哪些

目前冠状动脉搭桥手术使用的血管材料主要有:①患者自身的大隐静脉或小隐静脉;②自身的乳内动脉(胸廓内动脉);

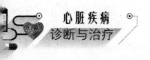

③自身桡动脉;④自身胃网膜右动脉;⑤人造血管。在所有血管材料中,乳内动脉发生梗死再狭窄的机会最少,10年后桥血管的通畅率达90%~95%,而大隐静脉的通畅率在10年后为60%左右。由于大隐静脉来源方便,血管材料较长,取血管技术相对简单,仍是目前采用最为广泛的材料。现在国际上最为常用的方法是左乳内动脉搭前降支动脉、大隐静脉搭右冠状动脉或回旋支动脉。

此外,全动脉化搭桥术采用胃网膜右动脉、桡动脉,由于血管材料长度受到一定的限制,取材较困难,术后容易产生血管痉挛等现象,应用尚有一定难度。人工血管材料质量还不能保证,尚待进一步研究。

取大隐静脉搭桥后下肢静脉回流是否受影响

人的腿部有深静脉和浅静脉两个静脉回流系统,两个系统之间存在着丰富的侧支循环。大隐静脉属于浅静脉系统,当它被取掉后,腿部静脉血可以通过侧支循环进入深静脉系统,保证其回流,不会影响下肢的行走等功能。

有时取静脉侧下肢血管术后会有麻木感,这是由于取静脉时皮神经受到牵拉、水肿压迫或损伤等引起,会有一些迟钝或麻木感,不用担心,随着肢体功能锻炼和切口血运的改善,这种症状会逐渐改善和消失。

大隐静脉曲张或大隐静脉很细、闭塞者,都不适宜作为搭桥材料。曾患过静脉炎或深静脉栓塞的患者,由于深静脉不畅通,如切除大隐静脉会导致下肢静脉回流严重阻碍,也不适宜作搭桥材料。

搭桥术后为何要穿弹力袜或绑绷带

由于取下肢大隐静脉行搭桥术后,腿部的静脉回流会受到影响,为防止下肢静脉栓塞和促进肢体的血液回流,在搭桥术后早期使用弹力袜或绷带是非常有好处的。如果术后下肢有肿胀,弹力袜应穿更长时间,同时在休息和睡眠时将水肿的下肢抬高,促进血液回流,有利水肿消失。

取乳内动脉后会影响伤口愈合吗

乳内动脉是供应胸廓组织营养的血管,位于胸骨边缘外0.5～1 cm,沿胸骨旁垂直下行。由于胸廓的血液供应除乳内动脉外,还有来自降主动脉的血管分支,故将乳内动脉用于搭桥后,不影响胸廓的血液供应,特别是目前通常多是取一侧乳内动脉(左侧),故极少发生胸骨切口处感染。

取桡动脉是否影响手臂的功能

手臂的血液供应除桡动脉外,还有尺动脉,故在阻断桡动脉

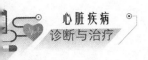

后尺动脉有良好的侧支供应桡动脉支配区域,故取桡动脉作为搭桥的血管材料,并不影响手臂的功能。但由于取血管时可能损伤周围组织和皮神经以及组织水肿,术后可能出现握力减低、感觉障碍,随着功能锻炼和水肿的消失,手臂功能可以逐渐恢复正常。

搭桥术后早期出现胸痛怎么办

首先明确是否与原来心绞痛性质相同,如相同,应复查心电图,与术前的心电图对比看有无变化,如心电图出现 ST 段升高及新发现的病理性 Q 波,应怀疑血管桥痉挛、堵塞或新发生心肌梗死,需及时治疗。如为持续性胸痛,且疼痛性质与前不同,则可能是切口痛或周围软组织损伤,可以给予止痛药物及理疗等。

搭桥术后有哪些并发症

近年来随着手术技术的提高,冠状动脉搭桥手术成功率明显提高,病死率为 1%～5%,在技术条件好的中心单位可达 1%以下。尽管如此,冠状动脉搭桥手术还是有一定的危险性,主要为术后并发症,其主要的并发症为术后心脏泵血量明显下降,不能满足各主要脏器的血液需求,即发生低心脏排血量(低心排),以及严重心律失常,感染,肝、肾功能衰竭,各种栓子导致脑栓塞,血管桥痉挛或闭塞造成围手术期心肌梗死等。

心脏搭桥术后为何仍需用药物治疗 ⊃

冠状动脉搭桥手术只是改善了狭窄冠状动脉的血供,避免或减少了心绞痛的症状,但并没有根除冠心病的病因,即不能阻止冠心病进一步发展的可能。为避免搭桥术后桥血管栓塞,应使用阿司匹林抗凝,还应维持使用扩冠状动脉药物,只是药量可以较前减少。如有高血压和糖尿病,应同时使用降压药和控制血糖的药物。总之,应尽可能地减少引起冠心病的诱发因素,以免冠心病加重。

为什么有些患者服用硝酸盐类药物后会有头痛 ⊃

冠心病患者在术前或术后使用硝酸盐类药物扩张冠状动脉时,由于该类药同时会扩张脑血管,有些患者可出现头痛、头晕现象,应适当减少剂量或换用其他类药物治疗。同时注意测量血压,监测是否有低血压,如存在低血压,可适当补液。

搭桥术后阿司匹林具有什么作用 ⊃

由于桥血管,特别是动脉桥血管易发生痉挛、血栓栓塞,而

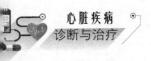

阿司匹林具有降低血小板聚集,减少血栓形成,保持桥血管长期通畅,避免再狭窄发生的作用,故应长期服用阿司匹林。长期服用阿司匹林,病死率可以降低 20％,病情稳定的患者服用阿司匹林,致命性和非致命性再梗死的发病率可降低 55％。而且使用阿司匹林较使用其他抗凝剂更不容易引起出血并发症。

搭桥术后饮食起居应如何安排

术后应按医嘱服用扩张冠状动脉药物和抗凝药物。生活要有规律,适当活动和锻炼,避免大喜大悲等情绪波动。注意饮食结构,选富含维生素、低动物脂肪、低胆固醇、低热量的清淡食物,不要大量饮酒,禁止暴饮暴食。对合并糖尿病患者更应控制糖的摄入量。应戒烟,以减少引起血管痉挛及增加血小板黏附和聚集的因素。术后如再出现心绞痛,要及时到医院就诊,根据病情处理。

冠心病患者为什么要限制盐的摄入

在饮食中应特别注意食盐的摄入量不要过多,因为钠盐促进血液循环,增加心排血量,升高血压,直接增加心脏负荷,对心脏血流供应不足的冠心病患者是非常不利的。故应限制钠盐摄入,食盐量规定每天不应超过 5 g,提倡食用低钠盐和烹调味淡的食物,可以采用将盐撒在出锅的食物上,增加食盐的味觉敏感度,达到降低食盐量的目的。

冠心病患者保持大便通畅的意义是什么

冠心病及心脏手术后患者均应注意保持大便通畅,避免大便时用力增加心脏负荷,诱发心绞痛或心肌梗死,同时可以避免代谢废物在肠道内重吸收,引起毒素对人体的损害。如有大便干燥及便秘习惯者,应使用温和的通便药物治疗。

冠状动脉搭桥术后应何时复查

冠状动脉搭桥术后除坚持服用阿司匹林抗凝和其他扩血管药物,以及降血压、控制血糖药物外,手术后 3 个月应复查心电图、超声心动图和 X 线胸片等,观察心功能恢复情况,以后每半年到一年复查一次,便于及时发现问题和处理。

心肌梗死及冠状动脉搭桥术后可否进行性生活

以体力消耗而言,性生活相当于爬 3 层楼或中度活动量,射精时心脏负荷最大,最高心率为 120 次/分,持续 1 分钟,收缩压

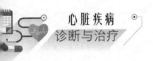
可达 19.3 kPa(145 mmHg)。心肌梗死后 6～12 周或搭桥手术 2～3 个月后,根据个人情况可以进行性生活。但需注意的是: ①避免在过饱、醉酒、烦恼、焦虑及疲劳时进行性生活;②在过冷、过热及陌生的环境中,避免性生活;③性生活时可选择较省力的体位,性生活要有规律,次数要适当;④性生活时如有胸痛,可预防性服用硝酸甘油;⑤如性生活后 15 分钟内呼吸和心率增快未恢复,应接受医生指导;⑥患者可以坦率与医生谈论性生活问题,医生有责任做好患者及其配偶的心理咨询工作,以利于病情的康复。

什么是冠状动脉腔内成形术及支架术

冠状动脉腔内成形术和支架术(PCI)即经皮冠状动脉血管再通术,是经腿部或上肢动脉放入一根球囊导管或其他器械,到达狭窄的冠状动脉部位,使狭窄管腔扩张、血管再通的方法。如果使用的是球囊扩张,称为血管内成形术;如果不仅扩张,而且使用金属支架置于血管内,称为血管内支架术。

哪些患者适宜做冠状动脉腔内成形术及支架术

冠状动脉腔内成形术及支架术(PCI)有一定的局限性,但目前随着技术的发展和器材的改进,其适应证已得到相当大的扩展。除下列情况外,均可进行PCI手术:①左主干病变;②巨大的室壁瘤;③冠状动脉弥漫性病变;④有心肌梗死的其他机械性并发症如假性室壁瘤、室间隔穿孔、乳头肌断裂或功能不全等。由于PCI手术的创伤小,故容易被患者接受。对于多支血管病变患者来讲,目前PCI的手术费用要比外科搭桥手术高许多,这主要是由于血管材料昂贵所致,而且其远期通畅率不如冠状动脉搭桥手术,因此采用PCI治疗冠心病要严格把握适应证。

什么是缺血性心肌病

缺血性心肌病是心肌长期缺血缺氧,引起心肌变性和纤维化,导致心室扩张及心功能不全的综合征。这种长时间反复缺血、缺氧造成心肌不可逆的慢性进行性损害,导致心室收缩、舒张功能失常,心肌坏死及弥漫性纤维增生与瘢痕形成。

缺血性心肌病临床分型有哪几种

其临床表现类型有:①充血型缺血性心肌病。此型居多数,患者常有心绞痛及心肌梗死病史,存在多支冠状动脉血管严重弥漫性硬化性病变,左室肥大与扩张及进行性心功能衰竭。②限制型缺血性心肌病。较少见,以左心室舒张功能异常及心

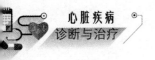

肌僵硬度增加为特点,亦可称为硬化综合征。因左心室舒张压增高,可有肺水肿。可存在至少2支以上主要冠状动脉广泛硬化性病变而无明显心脏扩大。

如何治疗缺血性心肌病

对这种病变可采用强心、利尿及扩血管治疗,改善心脏功能,纠正心律失常。对晚期病变患者,可施行心脏移植手术。

如何预防冠心病

对冠心病的预防分为一级预防和二级预防。

(1)一级预防是对没有冠心病的人群进行预防,包括①控制血压;②合理饮食和热量摄入,避免超重,防治高血脂;③戒烟;④控制糖尿病;⑤饮用硬水,软水地区补充钙和镁;⑥避免过度劳累、精神紧张、情绪激动以及合理使用药物,如扩张冠状动脉药和抗血小板聚集药;⑦积极参加体育锻炼。

(2)二级预防是针对已患有冠心病者,控制发展和防止并发症,使其更好地康复。一级预防所有措施对于二级预防都同样重要。同时应避免导致冠心病发作的诱因,如饱餐、大量饮酒、过度劳累、精神紧张、情绪激动、突然的寒冷刺激等。在避免上述诱因效果不理想时,应在医生指导下选用不良反应小的扩张冠状动脉药物、β受体阻滞剂等,以防止冠心病的发作与发展。一旦有冠心病的急性发作,如严重心绞痛,应严格卧床休息,立即服用扩冠状动脉药物,待情况相对稳定后再送往医院。在冠心病恢复期,应逐步开始康复锻炼。

如何防治高血压

既然高血压为冠心病的主要危险因素,因此对其预防具有重要意义。

(1) 定期测量血压:特别是对具有高血压家族史者,及早发现十分重要。

(2) 限制食盐摄入量:食盐的摄入量与高血压呈正比,世界卫生组织(WHO)规定每日摄入量为 3~5 g,高血压患者应降至 2~3 g。

(3) 戒烟:可以避免吸烟所致的动脉壁变性硬化和管腔变窄等所致的高血压。

(4) 控制体重:通过合理饮食和积极的体育锻炼减肥。

(5) 积极参加体育锻炼:保持良好的锻炼习惯和充沛的体力,维持乐观的精神,对稳定血压有很大的益处。

(6) 及时控制临界高血压:当血压在 18.7~21.3/12.0~12.7 kPa(140~160/90~95 mmHg)时,称为临界高血压,这时应采取方法控制血压,避免进一步发展。

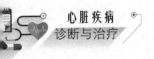

如何合理安排生活可以使冠心病患者延长生存年限

坚持科学的生活习惯,认真做好自我保健,可以使冠心病患者延长生存年限。科学安排一天的生活十分重要。

(1) 清晨起床要从容,避免突起突坐,特别是对于起床时有心绞痛者。

(2) 避免各种冷热刺激,如漱口、洗脸使用温水,外出应注意保暖,以免诱发心绞痛。

(3) 锻炼要柔和,以散步、慢跑、做保健操和骑自行车为宜,以活动后不感劳累为度。

(4) 工作学习有规律,适当变换体位,避免长时间维持同一姿势。

(5) 每日睡眠要充足,保持室内空气流通,维持良好的精神和体力。

(6) 避免便秘,保持大便通畅,以免造成粪块阻塞引起腹胀、腹痛、烦躁不安,如排便用力过度,会加重心脏负担而诱发心绞痛、急性心肌梗死以及动脉瘤或室壁瘤破裂。

(7) 进餐要有规律,平衡饮食避免过饱。饭菜要清淡,避免油腻,以高蛋白质饮食为主。

(8) 避免过重的体力劳动,避免在过热的房间内洗澡,保持豁达乐观的精神。

冠心病患者在饮食方面应注意什么

冠心病与人们的饮食习惯有很大关系,合理地调整饮食结构,是防治冠心病的重要措施。

(1) 控制总热量:维持热能平衡,防止肥胖。

(2) 摄入适量的糖类:每天食用糖的数量应控制在 50 g 以下。尽管人体所需的热量 50% 以上是由糖类食物供给的,但食入糖量过多,则会在体内转化为甘油三酯和胆固醇,促进动脉粥样硬化的发展,还可以在体内转化为脂肪,使人肥胖、血压升高,增加心脏负担。特别是中国人的饮食以面食和米为主,这些食物均含有大量的糖类,应注意摄入量。

(3) 控制脂肪和胆固醇的摄入:脂肪的摄入量应占总热量的 20%~25%,其中动物脂肪不应超过 1/3,胆固醇摄入量控制在每日 300 mg 以内。含脂肪和胆固醇较高的食物有肉类、蛋、奶制品和动物内脏等,摄入量应控制。

(4) 适量食用蛋白质:特别是提倡增加植物蛋白质,如豆蛋白的摄入。因为豆制品中含有豆固醇,可以竞争性地抑制胆固醇吸收,显著降低血脂中胆固醇的含量。蛋白质可占总热量摄入的 12%。动物蛋白质以鱼虾等为佳,其含有较高的白蛋白和不饱和脂肪酸,易被人体吸收和利用;不饱和脂肪酸可使冠状动脉扩张,抑制血小板聚集和改善血管通透性,并有降低血脂的作用。海藻类食品同样具有降低血脂、抗血小板凝聚、防止微血栓

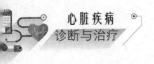

形成等作用。鸡蛋含有丰富的蛋白质,且绝大多数为白蛋白,但鸡蛋黄中胆固醇含量较多,约 300 mg,相当于人体一天的需要量,同时,蛋黄含有丰富的卵磷脂,可以使胆固醇酯化,使其不易沉积在血管壁上,因此,每日食入一个鸡蛋为宜,但对于高胆固醇血症者,应少吃或不吃,特别是蛋黄。牛奶除含有高质量的蛋白质外,还含有钙、铁、B 族维生素等,具有预防高血压和冠心病的作用。老年人因容易发生骨质疏松,同时还需补充骨钙,因此,经常饮用一些脱脂奶、酸奶等,对人体大有好处。

(5) 多食新鲜果蔬:因其中含有丰富的维生素、钙、钾、镁、纤维素和果胶等,可以补充人体所必需的维生素,同时降低胆固醇的含量。

(6) 每日少食多餐:避免进食过饱或食用过油腻的食物,不要摄入盐量过多,每日控制食盐摄量为 3～5 g。

(7) 戒烟,不要过量饮酒,多饮茶:饮茶对冠心病具有很好的防治效果,因茶中含有较多的茶多酚等酚类物质,具有缓解乙醇(酒精)和尼古丁对人体毒害的作用,可以防治乙醇、尼古丁对冠状动脉的损害。茶中的主要成分儿茶素可以减少脂肪在肝脏和血管壁的沉积,抑制血小板的聚集,降低血黏度,防止动脉粥样硬化的发展。同时茶中含有多种维生素,可以维持血管壁的弹性和避免粥样硬化的形成,降低胆固醇的含量。

(8) 其他:不要食入辛辣的食品,但大蒜具有很好的抗感染、解毒和防癌作用,同时由于其具有抑制血小板聚集、降低血脂和扩张冠状动脉作用,因此是防治冠心病的良好食物。

怎样运动有利于将胆固醇控制在适中水平

　　为了控制高胆固醇血症,除了保持膳食中适量的胆固醇外,定期适当的运动可以使高密度脂蛋白胆固醇水平升高,这种脂蛋白有利于将血液中低密度脂蛋白胆固醇移走,低密度脂蛋白胆固醇是形成动脉粥样斑块的主要原因。而人体的心脏同样需要不断锻炼,以增加人体脏器的储备功能。定期适当的运动,可以使人体在做其他工作时不感到劳累,人在体育锻炼以后,一般会感到身心愉快、轻松。最好是每周运动 3 次,每次运动 30 分钟,以感到身体适度疲劳、出汗为宜。

　　许多人在开始运动时还非常乐意,但是不能坚持,所以在运动时应注意要享受你的运动方案。首先,开始运动时不要猛烈突然,根据个人情况,以运动耐受能力定运动量,可以采取多种运动方式,更容易坚持。日常生活中尽量步行,不要总是开车或坐车,步行是比较适宜中老年人的活动。在回家或上班时,尽量爬楼梯,如果楼层很高,可以留下 4～5 层楼来爬。这样每天强迫自己锻炼,不花费大量整段时间,也可以使人保持精神振奋、身体健康。另外,应多参加清扫花园、房间及其他家务或公益活动。

体重超标容易罹患冠心病吗

　　肥胖的人确实比正常体重的人容易罹患冠心病,这主要是

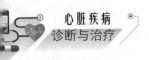
由于肥胖者体内过多的热量未代谢掉,久而久之大量热量在体内储存,导致血脂过高,人体对血糖的耐量减低,形成高血压。这些因素都是导致动脉粥样硬化的危险因素。所以肥胖者降低食物的摄入、勤锻炼、增加体力耗损、减轻体重,才能从根本上避免或降低罹患冠心病的危险。

为什么有的心绞痛在休息或睡眠时发作

大多数心绞痛在劳累时发作,这是因为在劳累时,冠状动脉狭窄,导致心肌缺血缺氧,狭窄的冠状动脉不能增加心肌的血液供应,心肌因缺血而出现心绞痛,这种情况称为劳累性心绞痛。但是有一部分患者在休息或者不增加心肌耗氧量时也出现心绞痛发作,这是为什么呢?已有充分的资料表明,这种心绞痛是由于病变狭窄的冠状动脉发生痉挛,引起心肌供血不足、心肌缺血导致心绞痛,这种与心肌耗氧量无明显关系的心绞痛称为自发性心绞痛,与劳累性心绞痛相比,疼痛时间更长,程度较重,而且使用硝酸甘油不容易缓解,可以发展为急性心肌梗死或严重心律失常而死亡。

为什么心绞痛发作时往往表现为胸骨后疼痛

心绞痛发作时,有些患者往往表现在胸骨后疼痛,而不是在心脏部位,也有患者疼痛发生在双肩胛骨之间,尤其是左肩,并可向手臂内侧传导。冠心病的疼痛是由于心肌缺血缺氧导致代谢产物堆积,刺激心脏的末梢神经,这些神经传递疼痛信号至大脑,传导的路径是1～5胸部交感神经节和相应的脊髓段,大脑感知的这种疼痛来源于相同脊髓段脊神经所分布的皮肤区域,即感觉来源于胸骨后及肩胛骨后。

心绞痛患者口服美托洛尔或阿替洛尔有什么作用

美托洛尔(倍他乐克)或阿替洛尔(氨酰心安)是β受体阻滞剂,这类药物可以抑制或者降低心脏兴奋性,使血压降低,心肌收缩力下降,从而降低心肌氧耗,使心绞痛缓解或不发作。特别是对于劳力性心绞痛,或者心绞痛发作时伴有血压增高、心率增快的患者尤为适用。

硝苯地平也能治疗心绞痛吗

硝苯地平(心痛定)是钙通道拮抗剂,这类药物可以阻止钙离子通过血管平滑肌的细胞膜而使血管扩张,同时还能降低心肌氧耗,所以可以控制心绞痛的发作。因为硝苯地平可以扩张血管而降血压,故合并高血压的患者尤为适宜。

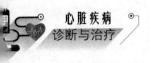

为什么有的急性心肌梗死患者
恢复很好,有的却当即死亡

急性心肌梗死的症状轻重取决于坏死心肌的部位、范围、大小和患者平时的心脏病变情况,以及年龄、其他脏器的功能状态等。如果左心室梗死面积大,突发病变,则病死率高;心脏两个部位同时梗死者病死率要高于单一部位梗死者;年龄高于65岁者病死率较高。急性心肌梗死即时死亡的患者大多数由于并发了心室纤颤、心脏停搏及急性左心衰竭等所致。心肌梗死后恢复良好的患者多数是年龄较轻、身体其他脏器功能良好、梗死面积不大或部位单一者。

冠心病患者如何对待饮酒

大量饮酒可以造成体内脂肪堆积,容易加重动脉粥样硬化的发展,同时高脂血症可以诱发心绞痛和心肌梗死。研究证明,每天少量饮酒对身体确有好处,尤其是低度酒。近期研究表明,红葡萄酒可以降低血脂,减轻动脉粥样硬化,预防冠心病。美国心血管病协会推荐冠心病患者,可以每日饮酒不超过 50 ml。

高血压患者血压降到什么程度合适

由于血压水平与心脑血管并发症发生率呈线性相关,治疗时应该将血压控制在正常范围内,年轻轻度高血压患者,血压应该控制在 16～17.3/10.7 kPa(120～130/80 mmHg),老年人可以降至 18.6/12 kPa(140/90 mmHg)以下,单纯收缩期高血压可以控制收缩压在 18.6 kPa(140 mmHg)以下。

高血压患者降压速度不能太快,因为长期高血压患者体内各器官已经适应高血压状态,如果降压过猛,容易出现器官缺血现象,所以应逐步降压,在 10～30 天内将血压降下来。

高血压患者如何联合用药

使用单一药物降低血压的有效率为 50%～60%,所以40%～50%患者需要使用两种以上药物联合治疗。联合用药可以减少单一用药剂量,同时可以减少不良反应。如可以使用血管紧张素转换酶抑制剂与利尿剂、血管转换酶抑制剂与钙拮抗剂、钙拮抗剂与β受体阻滞剂、利尿剂与β受体阻滞剂合用的方法。经过治疗,血压得到满意控制后,可以逐步减少用量,以最小维持量获得最理想的血压水平。必须注意不要突然停药,以免发生停药综合征,即出现停药后血压增高明显、心悸、烦躁、多汗、头痛、心动过速,甚至出现心绞痛、心肌梗死或严重的心律失常等。

先天性心脏病

什么是先天性心脏病

先天性心脏病是指婴儿出生前,在母体内就已经存在的心脏病。这是由于胎儿期心脏形成过程中出现了问题而引起的。心脏的形成是一个极其复杂的过程,如果某些部分在发育过程中停止,或者应该融合的部位没有融合,应该旋转的没有旋转或旋转不到位,应该吸收退化的保留了下来,内部连接错位等,都有可能形成心脏血管畸形。先天性心脏病的发病率在国内外是相似的,每千个活产婴儿中有 7～10 个患有不同种类的先天性心脏病。随着心血管手术技术水平的不断提高,先天性心脏病的病死率逐渐下降,现在可以为出生后几天的患儿进行心脏手术,以前不能手术的患儿,现在也可以手术治疗。

先天性心脏病是如何形成的

先天性心脏病是指在婴儿出生前就已经存在的心脏病。由于胚胎期心脏形成过程中出了问题,导致心脏内分隔、融合、连接等出现畸形。如果心脏畸形是一个或一种,称为简单心血管畸形;如果出现多处畸形,称为复杂畸形。轻症畸形可以终身未发现,十分严重的,如果出生后不能及时治疗,则很难存活。我国每年新增先天性心脏病患儿 10 万～15 万。

先天性心脏病与孕期服药有关吗

有些药物可以通过胎盘进入胚胎,并影响胚胎发育,导致婴儿畸形。一方面使用抗癫痫药物、神经镇静类药物、抗抑郁药物可以导致胎儿发生心脏畸形;另一方面也与服药时间有关,妊娠第 3～8 周是胎儿心血管发育的最重要时期,这段时期服药,可以导致心脏畸形,所以在该段时间内应尽量避免用药。

孕期感冒会不会影响胎儿的心脏发育

流行病学调查显示,先天性心脏病婴儿的母亲在妊娠早期患有呼吸道感染的比例明显高于无先天性心脏病者。感冒是常见病,且多数是病毒感染,可以通过胎盘影响胎儿的心脏。现在认为,有些婴儿的心肌病与胎内感染有关,所以妊娠期注意预防感冒对胎儿健康是有利的。

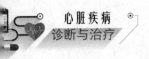

孕妇患有糖尿病对胎儿心脏有影响吗

糖尿病孕妇高血糖,可以使胎儿体内胰岛素及血糖增高,进而导致新陈代谢变化。有糖尿病的孕妇,其胎儿发生先天性心脏病的机会是正常人的3倍。另外,糖尿病孕妇的婴儿体重往往超过同龄儿,室间隔心肌肥厚,严重的可以影响心室排血,并有杂音;随着生长发育,肥厚的心肌可以慢慢减轻。

孕妇吸烟和饮酒对胎儿有影响吗

大量资料表明,孕妇吸烟或吸二手烟会影响胎儿的生长,其身长、体重及头围均小于同龄儿标准,受影响的程度与吸烟量有关,严重的可以导致流产。

孕妇饮酒过量或长期饮酒,可导致胎儿出现酒精综合征,表现为面容特殊、生长迟缓、智力低下,还有其他畸形,如腭裂、心脏间隔缺损、小眼睛、骨骼畸形等。很明显,吸烟和饮酒对孕妇及胎儿均不利,应该戒除吸烟和酗酒等不良嗜好。

什么是房间隔缺损

心脏有左右两个心房,心房之间有完整的房间隔将乏氧的静脉血和富含氧的动脉血液分开。如果胚胎发育不正常,房间隔未能完全闭合,导致房内压高的左心房血液向房内压低的右心房分流,使得右心房、右心室血流量、肺循环血流量增加,容易引起上呼吸道感染,甚至肺动脉高压。房间隔缺损(图 13)是最常见的先天性心脏病,约占先天性心脏病总量的 21.4%。

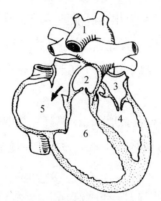

1—主动脉;2—肺动脉干;3—左心房;4—左心室;5—右心房;6—右心室

图 13 心房间隔缺损(箭头表示心房间隔缺损)

房间隔缺损按缺损的直径大小分为:小缺损,缺损直径<1.5 cm;中等缺损,缺损直径为 1.5~2.5 cm;大缺损,缺损直径>2.5 cm。

小房间隔缺损常无明显症状,往往至成年后才出现心慌、气短等症状,心电图示电轴右偏或不偏,常有右束支传导阻滞,X线胸片示肺纹理增多,超声心动图可以发现房间隔血流,明确缺损的大小和位置。一旦出现症状就应手术,中等大小以上的房间隔缺损诊断后应尽早手术,以免长期"左向右分流"导致肺动脉高压,出现不可逆的肺血管器质性病变。可以根据房间隔缺损的大小,决定修补方法。

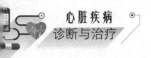

什么是室间隔缺损

正常人左、右心室之间有完整的室间隔,将左、右心室含氧不同的血液分隔开。如果胎儿在胚胎时期室间隔组织融合不完全或发育不良,心室之间存在异常通道则称为室间隔缺损(图 14)。在先天性心脏病中,其发病率约为 16%,是最常见的先天性心脏病之一。

小室间隔缺损直径<0.5 cm,中等室间隔缺损直径为 0.5~1 cm,大室间隔缺损直径>1 cm。由于左心室压力明显高于右心室,在心脏收缩期,产生左心室血液向右心室分流,导致肺循环血流量增多,容易引起肺动脉高压。

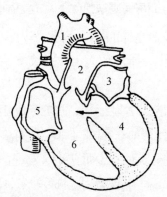

1—主动脉;2—肺动脉干;3—左心房;4—左心室;5—右心房;6—右心室

图 14　心室间隔缺损(箭头表示心室间隔缺损)

室间隔缺损患者幼年时往往易患感冒,难喂养,在胸骨左缘第3、4肋间可听到粗糙的收缩期吹风样杂音,心电图示电轴左偏,X线胸片示肺纹理增多,超声心动图可以发现过室间隔的血流、明确缺损的大小和部位。由于室间隔缺损有可能在1岁以前自然愈合,故对于小室间隔缺损患者,1岁以前不急于手术,如1岁后仍未愈合,应予手术治疗。对大室间隔缺损,早期出现肺动脉高压者,应尽早手术。3岁以后,即使是小室间隔缺损,由于左、右心室之间压力阶差大,肺血流量明显增加,长期发展可造成肺动脉高压,高压致使血流高速冲击,容易形成感染性心内膜炎,故确诊为室间隔缺损者应予手术治疗。

什么是肺动脉狭窄

肺动脉狭窄约占先天性心脏病的4%。广义的肺动脉狭窄包括肺动脉瓣狭窄(图15)、肺动脉瓣下(右心室流出道)狭窄、肺动脉主干狭窄,以及肺动脉主分支狭窄,其中肺动脉瓣狭窄最常见,约占肺动脉狭窄总量的75%。肺动脉狭窄造成肺部血流减少,轻度的肺动脉狭窄无明显症状,中度以上可有劳累后气急、乏力、心慌、头晕、发绀甚至晕厥等症。在胸骨左缘第2肋间可闻及粗糙的收缩期吹风样杂音,心电图显示右心室肥厚劳损,X线胸片示肺纹理减少,提示肺血流减少,超声心动图可见肺动脉血流速增快。

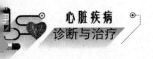

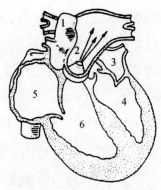

1—主动脉;2—肺动脉干;3—左心房;4—左心室;5—右心房;6—右心室

图 15　肺动脉瓣狭窄(箭头表示肺动脉瓣狭窄)

　　根据超声心动图,肺动脉狭窄近端和远端的压力阶差＜4.0 kPa(30 mmHg),为轻度肺动脉狭窄;压力阶差在4.0～8.0 kPa(30～60 mmHg),为中度狭窄;压力阶差＞12.0 kPa(90 mmHg),为重度狭窄。轻度肺动脉狭窄可以暂不手术,中度以上狭窄应手术治疗。手术年龄最好在3～6岁,因为随着年龄的增加,肺动脉狭窄引起心脏的继发改变会增加手术难度。

　　手术须在全麻低温体外循环下进行,将狭窄部的粘连切开,有肥大肌束阻挡血流者,应切除。如果狭窄严重,可以采用补片加宽的方法。单纯瓣膜狭窄者,可以不用体外循环,在心脏跳动下将粘连的瓣膜交界切开,扩大瓣口面积。

什么是动脉导管未闭

　　胎儿期,在降主动脉与左肺动脉开口处存在一个交通动脉,是连接主动脉和肺动脉的重要通道,供应胎儿血液营养,称为动脉导管。胎儿在母体内生长发育,没有呼吸,而是通过胎盘获取母体供给的氧气,所以胎儿右心室排入肺动脉的血液绝大部分经过动脉导管流入降主动脉。胎儿出生后2周内,动脉导管应自行闭合,如未按期闭合,则形成动脉导管未闭(图16),导致大量主动脉血向肺动脉分流,易形成肺动脉高压。早产儿发生动脉导管未闭的概率较高。

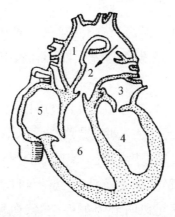

1—主动脉;2—肺动脉干;3—左心房;4—左心室;5—右心房;6—右心室

图16 动脉导管未闭(箭头表示动脉导管未闭)

动脉导管未闭在胸骨左缘第2肋间可以听到连续性机器样杂音,心电图表现为电轴左偏,左心室肥厚劳损,X线胸片显示肺纹理明显增多,超声心动图可以见到从降主动脉至左肺动脉的分流信号,在降主动脉与肺动脉之间存在异常通道,明确诊断。诊断明确后,应尽早手术。手术最适宜的年龄为3～6岁,但较粗的动脉导管未闭由于分流量大,幼儿期即出现肺动脉高压,

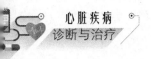

一旦确诊应及时手术。现在大都采用导管封堵的方法进行手术,创伤小,恢复快。

什么是法洛三联症

　　法洛三联症是一种复合的先天性心脏畸形,同时存在肺动脉狭窄和房间隔缺损或卵圆孔未闭,由于肺动脉狭窄,流经肺动脉的血流阻力增加,导致自右心房向左心房分流现象,故患者出现口唇、指趾发绀。在发绀型先天性心脏病中,其发病率仅次于法洛四联症。

　　由于肺动脉狭窄,右心室射血阻力明显增高,右心室顺应性下降,右心房压力高于左心房,导致心房水平"右向左"分流,故出现发绀现象。长期过度的右心室高压,可导致右心衰竭,患者可有发绀、心悸、气短、疲乏等症,严重者可出现蹲踞、晕厥和胸痛。在肺动脉瓣区可以听到喷射性杂音,血气分析中血氧饱和度和动脉氧分压降低,心电图示右心室肥厚、劳损等,X线胸片示肺纹理减少,超声心动图发现房间隔缺损及肺动脉狭窄,可以明确诊断。诊断一旦明确,应尽早手术,以免发生右心衰竭及心脏的继发性改变。

　　手术应在全麻低温体外循环下进行,采用补片将房间隔缺损修补,并将肺动脉狭窄疏通,可以切除肥大肌束或采用加宽补片的方法。

什么是法洛四联症 ⊃

　　法洛四联症是发绀型先天性心脏病中最常见的畸形,占先天性心脏病总量的 13.7%,也是目前发绀型心脏病中手术效果最好和手术成功率最高的类型。法洛四联症的手术死亡率为 1%~5%。法洛四联症由 4 种畸形组成:①室间隔缺损;②肺动脉狭窄;③主动脉骑跨,指主动脉骑跨在左心室和右心室上,接受来自两个心室的血液;④右心室肌肉肥厚。(图 17)

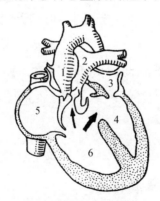

1—主动脉;2—肺动脉干;3—左心房;4—左心室;5—右心房;6—右心室

图 17　法洛四联症
(粗箭头示室间隔缺损,细箭头示右心室流出道狭窄)

　　法洛四联症的临床分型根据发绀的程度、发育状况、活动受限情况、血红蛋白的高低、血氧饱和度、肺动脉发育及狭窄程度和左心室大小等,综合分为轻、中、重 3 型。病情越重越应早做手术矫治,以免长大后心脏的继发改变增多,手术更困难,最好在

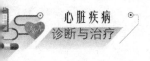
2～5 岁时手术。

　　法洛四联症患者幼时即出现发绀、喂养困难、发育迟缓,常在 2 岁时死于心力衰竭和肺部感染。患者往往存在杵状指(趾)。胸骨左缘第 2、3 肋间可以听到收缩期杂音,并可触及震颤,血红蛋白增高,心电图示电轴右偏,右心室肥大,X 线胸片示肺纹理减少,肺动脉段凹陷,超声心动图示室间隔缺损,主动脉骑跨及肺动脉狭窄,可以明确诊断。法洛四联症患者的肺动脉发育情况对其预后非常重要,决定了手术方式和效果:如果肺动脉发育不好,右心室流出道狭窄,肺动脉瓣环不狭窄,手术时可以在右心室流出道部位及肺动脉部位分别采用心包片修补扩大狭窄部位;如果肺动脉瓣狭窄也很严重,需要将两个切口连通,采用一个大的心包片将右心室流出道、肺动脉瓣口及肺动脉修补扩张。

　　手术须在全麻低温体外循环下进行,将右心室流出道、肺动脉狭窄以及肺动脉瓣环窄同时加宽,然后将室间隔缺损用涤纶片修补。

什么是主动脉窦瘤破裂

　　主动脉窦部是位于主动脉瓣上 1 cm 扩张部位的主动脉。如果由于发育缺陷或其下部的支撑减低,使得主动脉窦变薄并扩张,称为先天性主动脉窦瘤。如瘤体破入邻近心腔、心包或肺动脉内,产生心腔内分流时,称为主动脉窦瘤破裂。

　　主动脉窦瘤破裂常常破入右心房、右心室,致来源于主动脉的左心血液产生大量"左向右"分流,引起右心腔容量负荷增加,导致充血性心力衰竭等变化。同时,瘤体扩张引起主动脉瓣环扩张,瓣叶移位或脱垂,导致主动脉瓣关闭不全。如瘤体破入心包,也可造成心包压塞。此病往往有突发胸痛、心悸、呼吸困难等。在胸骨左缘第3、4肋间可闻及双期、连续性心脏杂音,常有脉压差增大,心电图示左心室肥大、劳损,及各种心律失常。X线胸片示心脏扩大,肺纹理增多。超声心动图可发现主动脉窦部扩张,并有异常血流从主动脉窦部向心室腔内流动。一经诊断明确,应及早手术,以免心功能衰竭或出现感染性心内膜炎。

手术应在全麻低温体外循环下进行,将破裂的窦瘤口缝闭,同时再用补片将该处的瘤壁组织缝合加固。如果窦瘤严重影响主动脉瓣,则需要同时进行主动脉瓣成形或置换手术。

什么是主动脉瓣狭窄

主动脉瓣位于主动脉与左心室连接处,正常的瓣叶有3个,呈半月形,边缘互相对合。如果主动脉瓣为2叶,且交界融合,瓣叶增厚,则可造成瓣口狭窄,引起左心室射血阻力增高,心脏排血量降低,左心室心肌肥厚及功能不全。也可以在主动脉瓣上或瓣下出现管型狭窄或膜状狭窄,均容易造成心肌肥厚、劳损,活动后心绞痛等症状。心电图显示左心室肥厚、劳损;X线胸片示心影增大,主动脉往往有狭窄后扩张;超声心动图显示主动脉

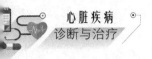

瓣狭窄,血流速增快。需要手术解除狭窄。

　　手术应在全麻低温体外循环下进行,将狭窄部肥大肌束切除。如果瓣膜严重受累,应同时置换主动脉瓣。

什么是肺静脉异位引流

　　正常人有4根肺静脉,将肺部氧合血汇流到左心房,再经左心室搏出供给全身组织使用。如果肺静脉1支或多支未能正常与左心房连接,而是与右心房或体静脉系统连接,称为肺静脉异位引流。肺静脉异位引流分为两型:①完全性肺静脉异位引流,是指4支肺静脉完全未与左心房连接,而进入体静脉系统;②部分性肺静脉异位引流,是指至少有1支肺静脉未与左心房连接的类型。

　　其临床表现与分流量,以及合并其他畸形的情况有关,80%～90%的肺静脉异位引流合并房间隔缺损。患儿出生后即出现发绀、呼吸增快、进食不良、反复肺部感染,胸骨左缘第2、3肋间可闻及收缩期杂音。心电图示电轴右偏、右心室肥厚;X线胸片示肺纹理增多、肺动脉段突出,右心房、右心室增大,纵隔影增宽,有"雪人征";超声心动图可以发现肺静脉异位连接的部位及分流情况。复杂的难以明确诊断者,可以采用心导管检查和心室造影。

　　诊断明确后,应及时手术,要注意合并其他畸形时应同时矫治。手术应在全麻低温体外循环下进行,将异位引流的肺静脉修补连接至左心房内。

什么是右心室双腔心 ⊃

一个或数个异常肌束横跨右心室腔内,将右心室分隔为流入部分的高压腔和流出部分的低压腔,并引起血流梗阻的先天性心脏病称为右心室双腔心。患儿幼年易患感冒、发热,可有活动后心悸、气短、易疲劳,狭窄严重者可有发绀。患儿胸骨左缘第3、4肋间可听到Ⅲ～Ⅳ级较粗糙的收缩期杂音,并可触及收缩期震颤,超声心动图可见右心室内有肌肉或纤维组织将其分为高压腔和低压腔,右心导管造影及压力曲线可以明确诊断。一经确诊应及早手术。

手术须在全麻低温体外循环下进行,应将右心室内肥大肌束切除,消除高压腔和低压腔,使其没有压力阶差。此病往往合并室间隔缺损,术中要注意一并处理。

什么是右心室双出口 ⊃

右心室双出口是指肺动脉的全部和主动脉的大部(>50%)共同起自右心室。根据室间隔缺损的部位不同,临床表现和手术方法也有不同。室间隔缺损位于主动脉瓣下者,如无肺动脉狭窄,则类似大室间隔缺损,发绀不明显,容易出现心功能衰竭。室间隔缺损位于肺动脉瓣下者,如无肺动脉狭窄,可出现以发绀

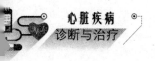

为主的症状,晚期可有呼吸困难和心功能衰竭。伴有肺动脉狭窄者,症状类似法洛四联症,有发绀、气短、蹲踞和头晕等。体格检查时胸骨左缘第3、4肋间可闻及收缩期杂音,心电图表现为右心室增大或双心室增大,X线胸片根据有无肺动脉狭窄而表现为肺纹理增多或肺纹理减少,超声心动图可以明确大动脉的位置和室间隔缺损的大小和位置。一旦诊断明确,应及早手术。

手术须在全麻低温体外循环下进行,根据病变解剖不同,采取不同手术方式,应在将室间隔缺损修补的同时,将肺动脉与右心室连接、主动脉与左心室连接。

什么是单心室

指心脏的心室间隔缺如,仅有一个心室腔,通过两组房室瓣或共同房室瓣同时接受左、右心房的血液。

其病理改变主要取决于单心室腔内体循环、肺循环静脉血液混合情况,以及从单心室向主动脉和肺动脉排血阻力大小。无肺动脉狭窄或狭窄较轻者,血液在单心室腔内混合少,发绀轻,肺循环血流多,易发心力衰竭;肺动脉狭窄重者,血液在单心室腔内混合多,肺循环血液少,发绀重;如肺动脉狭窄恰好使两循环血液在心腔内混合少,并能维持适当肺流量,则发绀轻,并能维持较好的心功能。

患儿常在出生后1周即出现症状,表现为呼吸急促、喂养困难、疲乏,可有发绀,发育较差。体格检查时胸前区可闻及全收缩期杂音,肝、脾增大,可有发绀和杵状指(趾),心电图表现为心前区导联呈现相似的 QRS 波,出现以右心室占优势的图形。X线胸片根据肺动脉发育情况,可有不同的表现。超声心动图如发现没有室间隔即可明确诊断,对诊断尚不清楚的,可以采用心导管检查和心室造影来明确大动脉发育情况。一旦确诊,应及早手术。

手术须在全麻低温体外循环下进行,采用补片对心室进行分隔,同时将房室瓣合理分割,还原心脏自然的结构状态。

什么是心内膜垫缺损

心内膜垫缺损是指房室瓣水平的间隔组织发育不全或缺如,同时伴有不同程度的房室瓣异常发育,使心腔之间相互交通,引起严重的血流动力学紊乱。

心内膜垫缺损分部分型和完全型两种。部分型心内膜垫缺损为原发孔房间隔缺损合并二尖瓣的大瓣裂,而完全型心内膜垫缺损为原发孔房间隔缺损、二尖瓣大瓣裂和三尖瓣隔瓣发育不全及室间隔缺损同时存在。由于存在多水平的分流及瓣膜反流,心脏负荷过重和肺脏严重充血,患者在早期即出现心力衰竭和肺动脉高压。

患者早期有心悸、气短和反复呼吸道感染,常有心脏扩大和心力衰竭、营养不良等。体格检查在心尖部可闻及全收缩期粗

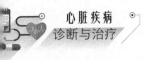

糙的吹风样杂音,少数可有发绀,心电图示Ⅰ度房室传导阻滞,电轴左偏及双室肥厚,X线胸片示肺内血明显增多,肺动脉高压及心脏扩大。超声心动图可探及房室间隔缺损情况和瓣膜有无裂孔,明确诊断。诊断一旦明确,应及早手术,以免出现心力衰竭或肺动脉压过高,丧失手术时机。手术须在全麻低温体外循环下进行,将缺损及瓣膜修补。

什么是主动脉缩窄

胚胎期主动脉与动脉导管连接处发育异常,形成主动脉管腔局部缩窄,产生血流动力学障碍,称为主动脉缩窄(图18)。缩窄部位常位于左锁骨下动脉与第一对肋间动脉之间,即主动脉峡部缩窄,是较常见的一种先天性心脏病。

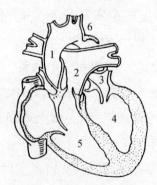

1—主动脉;2—肺动脉干;3—左心房;4—左心室;5—右心室;6—缩窄处

图18 主动脉缩窄

主动脉缩窄常合并其他心脏畸形,如动脉导管未闭、室间隔缺损、二尖瓣关闭不全或主动脉弓降部瘤等。主动脉缩窄导致缩窄的近心端高血压,引起左心负荷增加、劳损甚至衰竭。脑部血管长期承受高血压可出现动脉硬化,甚至脑血管意外。缩窄处远端血流减少,血压降低,可通过缩窄部近端的血管形成侧支循环,与远端相通,供应远端肢体血液。

本病主要表现为上肢血压明显高于下肢,头痛、头晕,下肢无力、酸痛、麻木、间歇性跛行等。胸骨左缘第2肋间可闻及收缩期杂音,X线胸片可见主动脉呈"3"字征,其为主动脉结突出、主动脉峡部缩窄、缩窄后扩张的降主动脉三部分。超声心动图可以观察到弓部狭窄,采用磁共振成像和心导管检查可确定诊断。

本病手术可以在低温体外循环下进行,也可以在常温心脏不停跳下进行。由于主动脉缩窄影响生长发育,故发现病变后应及早手术。

什么是大动脉转位 ⊃━━

完全性大动脉转位是一种严重的先天性心脏畸形,主动脉起自右心室,肺动脉起自左心室,出生后即出现严重发绀和呼吸困难。主要靠未闭卵圆孔、动脉导管或室间隔缺损等产生的体循环和肺循环血流混合维持生命。(图19)

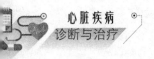

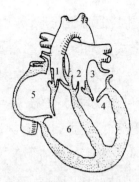

1—主动脉;2—肺动脉干;3—左心房;4—左心室;5—右心房;6—右心室

图 19　完全性大动脉转位

　　患儿能否存活,取决于体循环和肺循环的混合程度。患儿存在发绀、呼吸急促、肝大等心力衰竭表现,血红蛋白增高。体格检查在心前区可闻及粗糙的收缩期杂音,心电图多表现为心电轴右偏,右心室肥大,可有 ST-T 改变。X 线胸片示心脏扩大,肺血增加。超声心动图可以发现室间隔缺损的大小和位置、肺动脉狭窄等。明确诊断可采用心血管造影或 MRI 检查。诊断明确后,应立即手术。

　　手术须在全麻低温体外循环下进行,手术分为解剖纠正和功能性纠正。解剖纠正是指还原心脏、血管的正常连接,纠正畸形。功能性纠正是将心脏内的静脉血引流入肺循环,动脉血进入体循环,保证血液循环的正常进行。

什么是三房心

　　三房心是一种少见的心脏畸形。由于左心房胚胎发育障碍,被分割成一个真正的左心房和一个副房,两房经一狭窄小孔相通,肺静脉血流回路受阻,临床表现类似二尖瓣狭窄。

临床症状出现的时间和严重程度与副房和左心房之间的通道狭窄程度密切相关,通道越小,症状出现越早。可有咳嗽,严重者可出现咯血。幼时喂养困难、营养不良、发育较差,常有肝大、下肢水肿。听诊在胸骨左缘第2肋间可闻及柔和的吹风样收缩期杂音,心电图表现为电轴右偏,右心室肥大。X线胸片示右心房室增大,肺动脉段突出,肺瘀血。超声心动图发现左心房内隔膜样回声,可明确诊断。三房心的自然预后不佳,对有症状者,一旦确诊,应及早手术治疗。

手术须在全麻低温体外循环下进行,将狭窄小孔扩大,消除第三心房。

什么是单心房

单心房是一种少见的先天性心脏病。为胚胎发育时,心房间隔完全缺如,常合并肺动脉瓣狭窄、肺静脉异位连接等畸形。血流动力学改变相当于大型的心房间隔缺损。但分流量大,容易产生肺动脉高压,导致双向分流,动脉氧饱和度降低,产生发绀、低氧血症。

症状主要是心悸、气短、易患上呼吸道感染。体格检查发现胸骨左缘第2肋间可闻及收缩期杂音,心电图示右心房、右心室增大。X线胸片示肺纹理明显增多,肺动脉段突出,心脏影扩

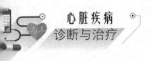

大。超声心动图可见心房间隔完全缺失,心腔扩大,肺动脉高压。诊断一旦确定,应及早手术。手术须在全麻低温体外循环下进行,在心房内补一个片,将心房分割为左心房和右心房。

什么是三尖瓣下移

三尖瓣下移亦称 Ebstein 畸形,是由于三尖瓣的隔瓣、后瓣呈螺旋状下移,造成瓣膜严重关闭不全。

临床症状主要有活动后气喘、无力、发绀和下肢水肿。体检时在胸骨左缘第 4 肋间可闻及柔和的收缩期杂音,心电图示电轴右偏,右束支传导阻滞;X 线胸片示心影呈圆形扩大。超声心动图可以明确右心房和右心室的大小、三尖瓣瓣叶情况和下移程度以及瓣下情况,对手术方式有指导意义。有明显临床症状者,均应手术治疗。手术须在全麻低温体外循环下进行,可以采取将房化右心室消除,三尖瓣成形,必要时置换三尖瓣的方法。

什么是三尖瓣闭锁

三尖瓣闭锁是一种少见的先天性心脏畸形,主要是右侧房室瓣缺如,同时可有心房间隔缺损、右心室发育不良以及二尖瓣和左心室扩大。由于三尖瓣闭锁,腔静脉血经心房间交通进入左心系统,再经心室间交通进入右心室,故伴随其他心脏畸形较多。

患儿出生后即有发绀,且发绀呈进行性加重,多有杵状指(趾)。体格检查时在胸骨左缘第4肋间可闻及粗糙的收缩期杂音。心电图示电轴左偏,左心室肥大。X线胸片示心脏影扩大,肺动脉段平直,肺纹理较少。超声心动图可发现三尖瓣缺如,以及其他合并的心脏畸形。诊断明确者,应立即手术。手术须在全身麻醉低温体外循环下进行,在右心房与肺动脉之间连接一条外管道,同时纠正心脏内畸形。

什么是主动脉弓中断

主动脉弓的某个部位缺如或闭锁,引起升主动脉与降主动脉之间血流中断称为主动脉弓中断。该病往往合并粗大未闭的动脉导管及心室间隔缺损,另外还有其他畸形。患儿出生后即有症状,早期出现心力衰竭、发育障碍、差异性发绀、四肢血压及脉搏不等。

心电图显示心室肥厚;X线胸片显示心影增大,肺纹理增多,肺动脉突出;超声心动图可以探察到主动脉弓中断及其心脏内畸形,心导管造影可以明确诊断及侧支循环情况。本病死亡率很高,应及早手术,恢复主动脉弓与降主动脉之间的血运,即在两者之间搭桥。

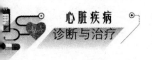
什么是右位心

正常心脏在胚胎发育时,经过转位后心脏位于左侧胸腔,心尖朝左,左、右心房分别在身体的左、右侧。心房的位置与心脏位置往往是一致的,右心房与肝脏在同一侧,左心房与胃在同一侧。右位心是指心脏位于右侧胸腔,心尖朝右,心房位置与正常相反,就好像面对镜子看自己一样,所以也称镜像右位心。某些患者大部分内脏反位,即肝脏在左侧,胃在右侧,这种内脏与心脏全反位的,不一定合并其他心血管畸形,血流动力学正常;右位心而内脏位置正常者,几乎合并其他心脏血管畸形。所以,右位心是否需要手术治疗取决于是否合并其他心脏畸形。

什么是功能性杂音

小儿罹患其他疾病到医院就诊时,发现心脏有杂音,是不是认为其一定患有先天性心脏病呢? 回答是否定的。由于小儿的生长发育迅速,新陈代谢旺盛,血流速度快,高速血流流经瓣膜可以产生杂音。大约有 50% 的健康儿童存在这种生理性收缩期杂音,常常在肺动脉瓣区(胸骨左缘第 2 肋间)或心尖部可闻及柔和的吹风样杂音,杂音强度在Ⅱ级以下,往往在卧位时杂音清楚,而站立或坐位时杂音减弱或消失。这种杂音度过青春期以后,可以消失。因此,并不能认为听到收缩期杂音即为先天性心脏病。

为什么先天性心脏病患儿生长发育迟缓

如果由于心脏间隔缺损发生"左向右"分流,过多的血液进入肺循环,心脏排入体循环的血流量必然减少,全身组织脏器血供减少,不仅使运动耐受能力降低,容易疲劳,而且影响生长发育。心脏负荷加重,导致心脏功能不全,稍微活动即出现呼吸急促,疲乏,所以小孩不愿意活动,而且气急影响吸奶,往往摄入奶量或食物不足,营养不足影响机体生长发育,这也是导致生长迟缓的重要原因。发绀型先天性心脏病患儿,由于全身组织缺氧,运动耐力总是低于正常儿童,生长发育落后于同龄儿童。

先天性心脏病患儿是否都有症状

先天性心脏病患儿是否有症状,主要取决于所患疾病的类型和严重程度。在婴幼儿时期,有些先天性心脏病确实没有症状,如小的心房间隔缺损、心室间隔缺损等,既没有发绀,也没有活动后疲乏、气促等表现,只有体格检查才能发现先天性心脏病,有的甚至终身都不知道。所以,婴幼儿时期体格检查非常重要,不仅可以发现先天性心脏病,而且对于生长发育异常者可以促使发现其他疾病。

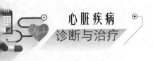

为什么有些先天性心脏病患儿
出生 5 个月后反而多病

有些先天性心脏病患儿在早期没有什么症状,但是在出生 5 个月后,症状明显增多,如感冒、咳嗽、气促,甚至肺炎等。这是因为出生后初期,婴儿的肺动脉压力仍然较高,右心室压力同样增高,限制了心室间隔的"左向右"分流,所以症状在这时期不明显。随着时间的推移,肺小动脉的结构发生变化,转为成人型,肺动脉压力随即下降,导致"左向右"分流急剧增加,肺动脉血流量明显上升,肺动脉充血,甚至心脏功能不全,临床症状较以前更明显,容易引起呼吸道感染等。

体格检查在先天性心脏病诊断中有何意义

患儿生长发育是否存在障碍,有无发绀、胸廓有无畸形、心前区是否听到病理性杂音、是否存在杵状指(趾)及其他特征性表现,对先天性心脏病的诊断很重要。如法洛四联症患儿在劳累或活动后常常下蹲,下蹲很深且时间很长,称为蹲踞症状,是诊断中非常重要的依据。听诊如存在病理性杂音,则杂音出现的时间,杂音的性质、部位,是收缩期还是舒张期,杂音的响度及其传导方向也是诊断的重要依据。

心电图在先天性心脏病诊断中有何意义 ⊃

心肌细胞在收缩时可以产生很微弱的电流,通过体液传导到皮肤表面,心电图扫描仪将电流信号记录下来,成为心电图。可以通过心电图了解心电轴的方向,粗略判断各心房、心室压力大小,及肺动脉压力情况,心脏传导系统有无障碍,作为其他诊断手段的辅助方法。心电图还可以反映心脏传导的顺序及速度,对心脏传导阻滞可以作出判断。

X线胸片在先天性心脏病诊断中有何意义 ⊃

X线胸片可以将心脏阴影与其周围含气的肺组织(黑色阴影)形成天然对比,以观察心脏阴影的大小、形态及其位置变化。在X线胸片上,心脏阴影包括心脏和大血管根部,由于心脏各房室排列在投影上部分重叠,只能显示各房室和大血管的轮廓,不能看见内部结构及彼此的界限。心胸比例是标志心脏大小的重要指标,即心脏最大横径与胸廓最大横径之比,心胸比例上限为0.5,超过该限,说明心脏有问题。另外,有一部分先天性心脏病的心脏阴影有非常明显的特征表现,对诊断有帮助,例如法洛四联症的心脏阴影呈靴形,心上型完全肺静脉异位引流的心脏阴影呈"8"字形。

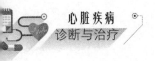

肺动脉和肺静脉是肺门阴影及肺纹理的主要组成部分,肺充血、肺动脉高压、肺缺血、肺瘀血等,可以在 X 线胸片上有相应的改变。

超声心动图在先天性心脏病诊断中有什么意义

在先天性心脏病诊断中,超声心动图检查是非常重要的手段。可以明确各心房、心室的大小,血流速度及异常血流情况,以及大动脉与心室之间、心房与心室之间、肺静脉与左心房及体静脉与右心房之间的连接是否正确。还可以观察瓣膜结构和功能,以及作为术后评价手术效果的重要手段。更重要的是此项检查为无创伤检查,可以反复进行。

什么是经食管超声心动图

由于超声心动图检查遇到空气就被反射,显像不好,达不到检查的目的。为了获得准确的图像,可以将探头经过食管放在心脏的背面,避开肺中气体的干扰,以获得更清晰的图像。检查者可以控制超声探头向一定的方向转动,获取不同切面的图像进行诊断。这种手段多应用于手术中检查心脏手术效果,判断有没有瓣周漏或缺损修复是否满意等,大大提高了诊断的可靠性,具有非常重要的应用价值。

血气分析在先天性心脏病诊断中有什么意义

对复杂先天性心脏病或发绀型先天性心脏病,血气分析检查可以有效地评价血液氧合情况,用以判断心脏畸形、分流情况,以及手术后的预后情况。

心导管检查及心室血管造影在先天性心脏病诊断中有什么意义

对复杂的先天性心脏病,其他检查不能确诊者,可以采用右心导管或左心导管检查并造影,明确诊断。

右心导管检查是经股静脉插管到右心房、右心室或肺动脉系统的检查,可以测定右心房、右心室、肺动脉的压力,通过压力阶差和造影显示的血流运动情况,结合血气分析诊断。左心导管检查是经股动脉将导管插到左心房、左心室或主动脉的检查手段,通过血气分析及造影可以明确分流情况、各心腔结构的变化,通过压力阶差确定病变情况。

哪些患者需要行心导管检查

如果严重的先天性心脏病患者出现肺动脉高压,虽然诊断

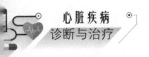

已经很明确,但是肺动脉压力到什么程度、是否还可以手术,需要行心导管检查明确,这对是否手术起决定作用。

哪些患者需要行心室造影检查

心室造影时,经过静脉注射造影剂,显示心脏血管的解剖结构。现在为了减少造影剂的使用剂量,同时可以更准确地显示需要检查的心脏结构,采用将心导管插到特定的心脏部位,再注入造影剂,称为选择性心血管造影。为了提高造影效果,常常采用高压注射装置,以保证在2 s内将造影剂注射到需要检查的部位的血流近端。造影通过连续拍摄,可以对心脏结构和血流情况有非常清楚的显示,对于临床诊断困难的先天性心脏病,可以使用该方法。

心导管检查和心血管造影检查对人体有何影响

新型的造影剂渗透压低,黏稠度也低,对血管、肺和心脏循环影响较小,已广泛应用于临床。但是价格较贵,而且容易使一些患者发生变态(过敏)反应,所以在检查前,一定要进行过敏试验。一般在做心导管和心血管造影检查时,采用局部麻醉,检查后很快恢复正常,但是对于年龄小、不配合检查者,可以采用基础麻醉甚至全麻的方法,这样在检查后需要一天的时间恢复。

MRI 或 CT 检查在先天性心脏病
诊断中有何意义

　　MRI 及 CT 检查在先天性心脏病中,特别是复杂先天性心脏病的检查中发挥着越来越重要的作用。由于技术的进步,其分辨率越来越高,可以很大程度上代替心导管检查,而且检查对人体无创,易于被患者接受。

先天性心脏病患儿生长发育各时期的特点是什么

　　先天性心脏病患儿的生长发育往往较同龄儿慢,且容易发生各种疾病。如何及早发现先天性心脏病? 应从婴儿出生的一刻起就注意其生长发育情况,及早就医。如果先天性心脏病得到及时治疗,可以避免小儿生长发育障碍,为家庭和社会分忧解难。以下为小儿生长发育的几个主要阶段以及各阶段的特点。

　　(1) 围生期:是指从妊娠 28 周至婴儿出生后 7 天。这一时期是保护胎儿和新生儿的正常发育,降低生产前、后发病率和死亡率,促使其健康成长的重要时期。此时,最常发现的心脏病是心室间隔缺损、法洛四联症、大动脉转位及其他发绀型先天性心脏病。

　　(2) 新生儿期:从胎儿娩出、脐带结扎到出生后 28 天,称为

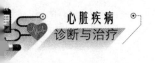

新生儿期。此期胎儿离开母体转为胎外生活,机体内发生了巨大的生理变化,全身各系统脏器的功能从不成熟到初建和巩固。正常新生儿在此期的发病率很高,患有先天性心脏病的新生儿死亡率和患病率较正常新生儿更高,如动脉导管未闭、单心房、单心室、大的心房间隔缺损、心室间隔缺损等,患儿存在喂养困难,容易感冒或得肺炎等,体格检查可以发现有心脏杂音,应及时诊断。

(3) 婴儿期:从出生后 28 天到 1 周岁,称为婴儿期。这个时期是小儿生长发育的第一个高峰阶段,在 1 岁时体重为出生时体重的 3 倍,身长为出生时的 1.5 倍。因此,此阶段必须给予足够的营养,在 6 个月后,婴儿从母体获得的免疫力逐渐消失,而后天的免疫力还很弱,特别是先天性心脏病患儿,由于难以喂养,抵抗力更差,极易患上呼吸道感染。在诊治呼吸道感染过程中,应注意是否存在先天性心脏病。

(4) 幼儿期:从 1 周岁到满 3 周岁,称为幼儿期。这个时期较婴儿期生长发育速度稍慢,但中枢神经系统迅速发育,免疫力仍低下,易患各种传染病。因此,此期要及时预防接种各种疫苗,只要没有严重的脏器衰弱和过敏表现,先天性心脏病患儿均应接种各种疫苗,以增强抵抗力。

(5) 学龄前期:从 3 周岁到 6 周岁,称为学龄前期。此期孩子生长发育减慢,但语言和动作模仿能力增强,有很强的求知欲,自身免疫力提高,多数先天性心脏病患儿的病情在此期可以被发现,是手术纠治心脏畸形的较好时期。

(6) 学龄期:从 6 周岁到 12 周岁,称为学龄期。此期除生殖系统外,全身各系统发育逐渐成熟,大脑的形态和结构发育已基本完成,是增长智力努力学习的好时期。此期,小儿生活好管理,耐受手术的能力明显增强,也是先天性心脏病很好的手术时期。

先天性心脏病患儿寿命是否和正常孩子一样

先天性心脏病患儿的寿命与其心脏畸形种类和治疗是否及时有很大关系。如果是单纯的心房间隔缺损、心室间隔缺损、肺动脉狭窄、动脉导管未闭等简单畸形,只要未发生明显肺动脉高压或出现发绀现象,正确的手术纠治后寿命不受影响,术后可以正常地学习、工作、结婚,甚至从事适当的体力劳动。目前我国在新生儿时期即可以进行手术治疗,但复杂疾病手术死亡率仍然很高,如单心室、大动脉转位、永存动脉干、严重的肺动脉狭窄或左心室发育不良等。随着心外科手术技术水平的提高,这些是可以逐渐改善和提高的。

引起先天性心脏病的病因有哪些

胎儿心脏的形成在妊娠头 3 个月内,引起先天性心脏病的原因有很多,主要与母体怀孕时的健康和营养状况以及情绪有关。特别是在怀孕的前 3 个月,如果母亲发生各种病毒感染,如风疹、流行性腮腺炎、流行性感冒等,可以影响胎儿心脏和大血管的发

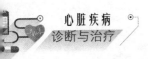

育,形成各种先天性心脏血管畸形。母亲怀孕时缺乏营养、维生素,患有内分泌疾病,接受放射线照射或服用导致胎儿畸形的药物,以及大喜大悲等情绪变化,也可以引起胎儿心脏、血管发育障碍,出现畸形。常见的各种抗癌药物、抗生素、肾上腺皮质激素、胰岛素、雌激素、麻醉镇静剂、抗组胺类药,以及食品添加剂、咖啡等均可导致胎儿畸形。另外,高原地区、缺氧性环境、家族遗传因素、高龄妊娠、怀孕时内分泌及代谢异常也可以导致先天性心脏病的发生。

先天性心脏病能否在产前诊断

先天性心脏病在生产前已经形成,是否可以在母体内就获得诊断呢? 这种愿望已经在近 10 年内获得了实现,主要得益于科学技术的进步,高性能的超声心动图具有很强的分辨率,可以很好地观察胎儿心脏情况。目前,超声心动图可以在孕期 16 周起对胎儿进行超声检查,孕期 18~22 周是最佳的初次检查时期。胎儿时期的超声检查可以为优生优育提供很好的基础,若胎儿心脏正常,也可解除孕妇的思想顾虑。

先天性心脏病会不会自愈

先天性心脏病会不会自愈是每一个患儿家长关心的问题。

一般来说,绝大多数先天性心脏病是不会自愈的。但是确实有个别的患儿在 1 岁前诊断为先天性心脏病,但是在 1 岁后检查,没有发现先天性心脏病。可以自愈的主要是小的动脉导管未闭和小的心室间隔缺损,前者在部分未成熟儿(体重低于 2 500 g)出生后,动脉导管持续开放,但是随着时间的推移,最终完全闭合,小的心室间隔缺损也可以随着周围组织的增长,将缺损封闭。但是,这种情况绝大多数发生于出生后 6 个月内,如果超过 1 岁,再发现有先天性心脏病,就很难有机会自己愈合。所以对于小的动脉导管未闭和心室间隔缺损患儿,可以不在出生后立即手术,只要没有肺动脉高压,等到 1 岁后再决定是否手术。

超声检查对胎儿有影响吗

目前超声心动图检查对胎儿的影响极小或无影响,只要掌握恰当的检查方法,对母子都是非常安全的。

先天性心脏病的常见症状有哪些

先天性心脏病的症状主要取决于心脏畸形的位置和病变程度。病情轻者,可以没有任何临床症状,但多数先天性心脏病患儿的生长发育较同龄儿稍差,容易出现不同的症状,如易患上呼

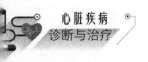
吸道感染,活动后气短、气促,喜欢下蹲姿势,或存在口唇及皮肤黏膜发绀、活动受限,甚至呼吸困难、咯血,有杵状指(趾)等。如果出现以上症状,应及时到医院就诊,通过体格检查,摄 X 线胸片,做心电图、超声心动图、心导管造影检查等可以明确诊断,由医生决定如何治疗及何时治疗为宜。

先天性心脏病患儿为何易患上呼吸道感染

存在左心室、左心房或主动脉向右心室、右心房或肺动脉分流的"左向右"分流先天性心脏病。由于左心系统富含氧的动脉血大量分流到右心系统,引起肺动脉血流增多,造成肺部充血,加上先天性心脏病患儿抵抗力弱,容易受到病毒的侵犯,导致感冒、咳嗽和肺炎等,严重者可以出现心力衰竭、溶血等症状。因此,充足的营养,适当的锻炼,到户外呼吸新鲜空气,增强抵抗力,避免到环境条件差或易引起感染的公共场所是预防患儿上呼吸道感染的最好方法。

为什么先天性心脏病患儿会发生肺动脉高压

日常生活中测量的上、下肢血压代表体循环动脉压力,肺动脉压力是肺循环的动脉压力。胎儿时期,肺动脉压力与主动脉压力相似,出生后小儿开始呼吸,肺动脉压迅速下降,很快达到正常水平,平均肺动脉压在 1.6～2.0 kPa(12～15 mmHg)。如果出生后肺动脉压力没有明显下降,也不存在先天性心脏病,则称为原发性肺动脉高压。该病不能手术治疗,随着年龄的增加,肺动脉压力会逐渐增加,最终导致右心室功能衰竭。

先天性心脏畸形,如心室间隔缺损、心房间隔缺损、动脉导管未闭等"左向右"分流的先天性心脏病,由于左心系统的血流向右心系统分流明显,导致肺动脉血流量明显增加,产生肺血管反应性收缩,促进肺动脉压力增高。长期肺血流量增加的结果,使得肺动脉血管发生结构和功能改变,肺血管内膜增生、变厚,中层坏死、失去弹性,形成肺动脉高压。因此,"左向右"分流的先天性心脏病如出现肺动脉高压,表明病情已比较严重,应及时手术,以免肺动脉压力进行性增加而出现发绀现象,出现发绀表明存在"右向左"分流,则患儿失去手术时机。

为什么先天性心脏病患儿容易出现前胸隆起

正常孩子的前胸是平坦对称的,只在心尖部贴近胸壁的地方可见心脏搏动。先天性心脏病患儿由于心脏增大,前胸壁组织较薄,容易受心脏挤压向前突出,而心脏不在胸部的正中部位,所以心脏增大所致的前胸突出多是不对称的。

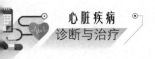
为什么发绀型先天性心脏病
患儿的手指和脚趾端增粗

手指和脚趾末端增粗,呈鼓槌状,称为杵状指(趾),往往在发绀型先天性心脏病患儿中出现。这是由于发绀型先天性心脏病患儿的血液中血氧饱和度明显降低,造成机体缺氧,手指和脚趾端的组织由于缺氧使毛细血管扩张增生,导致局部软组织及骨组织增生、肥大而引起杵状指(趾)。故发绀型先天性心脏病应及早手术,减少由于缺氧造成的各种继发性改变。如果年龄较大时手术,虽然心脏畸形得到纠正,但继发改变不能消失。

为什么有些先天性心脏病患儿
易发生鼻衄或咯血

一般先天性心脏病是不容易有鼻衄或咯血的,但严重的发绀型先天性心脏病由于血液中氧饱和度低,为了尽可能地进行氧交换,保证组织氧供,患儿呼吸道及消化道黏膜下的微血管扩张,容易因挖鼻或喷嚏等引起鼻衄。这种发绀型先天性心脏病患儿往往存在肺血管发育障碍,如肺动脉狭窄或闭锁,导致肺部血流严重障碍,机体代偿性开放侧支血管,以供给肺部一定量的血液进行氧交换维持生命,这些血管壁很薄,在呼吸道黏膜表面增生扩张,容易在咳嗽、打喷嚏时发生破裂导致咯血。如果咳出的血量较多并咽下,也可能出现呕血、便血,或血液在肠道内滞留时间过久导致黑便等。

哪些因素容易引起先天性心脏病患者心力衰竭

容易引起先天性心脏病患者心力衰竭的因素如下。

(1)感染,特别常见的是呼吸道感染,其次是并发感染性心内膜炎。

(2)过度体力消耗如剧烈活动或情绪激动等,重症先天性心脏病患儿饮食过饱也可引起心力衰竭。

(3)血容量过多,如输血、补液过快过多等。

(4)心律失常,如阵发性心动过速、心房纤颤等。

(5)其他,如贫血、缺氧、电解质紊乱、营养不良等。

如何诊断小儿心力衰竭

小儿心力衰竭多发生在婴幼儿期,由于此期难以判断和辨认,故应提高警惕,以免延误诊断和治疗。婴幼儿发生心力衰竭时一般起病急,病情发展迅速,突发呼吸困难,有吸气时胸骨上窝、锁骨上窝和肋间隙明显凹陷(三凹现象),呼吸浅快,同时出

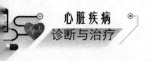
现呕吐、烦躁、多汗、面色苍白或发绀、四肢发凉、脉搏快速无力、心动过速、哮喘、肝大等表现,应及时到医院就诊。

小儿心力衰竭的治疗原则是什么

小儿心力衰竭的治疗原则:去除病因是最重要的,如控制感染、纠正心律失常。其次增强心肌收缩力,减轻心脏负荷,控制水、电解质平衡等,给予强心药物(地高辛、毛花苷 C、多巴胺等)、扩血管药物(硝苯地平、硝普钠、硝酸甘油等)、利尿药(呋塞米、氢氯噻嗪、螺内酯等)及其他心肌营养药物等。同时,保持心力衰竭患儿安静,减少心肌氧耗,降低机体代谢率,减慢心率,可以有利于减轻心脏负担,改善心力衰竭。

先天性心脏病患儿家长该如何照护

先天性心脏病的家长应给予患儿更多的细心照顾和关爱,根据病情的轻重,适当限制活动量,不要使孩子过分疲劳。

(1) 应按时接种各种疫苗,增强对疾病的抵抗力。

(2) 建立良好的生活习惯,适当地进行户外活动,避免忽冷忽热,特别是不要过暖。

(3) 保证给予足够的热量和营养以及丰富的钙质和维生素。

(4) 对于心功能不好的孩子,应及时到医院就诊。服用洋地黄等强心药物时,注意使用的剂量要准确。如果有肝大、下肢水肿,应同时服用利尿剂,并补充钾盐。如活动后出现恶心、呕吐或烦躁不安等症状,应及时到医院就诊,检查有无药物中毒。

(5) 发绀型先天性心脏病,如法洛四联症,患儿若突然发生缺氧性晕厥,可将小儿四肢蜷曲,给予吸氧,改善缺氧状态。平时要多给患儿饮水,严防腹泻和大量出汗,以免因大量失水导致血液黏稠度增高形成血栓,导致血管栓塞。

(6) 不必立即手术者,应定期到医院检查,观察病情变化,选择适宜的时间手术。

另外,家长要加强患儿心理护理,使其正视自己所患的疾病,树立战胜疾病的信心,并与医务人员密切合作,采取有效的治疗措施,使患儿健康成长,为手术创造条件。

儿童的心率为何比成人快

儿童的心率与其年龄有密切的关系,年龄越小,心率越快。婴幼儿时期心率最快,可达 140～160 次/分。小儿的心率易受各种因素的影响,在精神紧张、活动、哭闹、进食、发热等情况下,心率均可明显加快。体温每升高 1 ℃,心率也增加 10 次/分,进食、哭闹、运动等都会增加氧耗和心脏负担,导致心率代偿性增快。这主要是因为小儿的神经系统发育尚不完善,主要表现为交感神经支配心脏的作用明显强于迷走神经,使心脏保持兴奋状

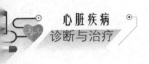

态,心率很快,而且对各种刺激心脏兴奋的因素反应敏感,心率容易增快。当儿童 10 岁左右神经系统发育成熟,心率则与成人接近。

其次由于小儿的生长发育快,新陈代谢旺盛,相同重量的组织和脏器对血液中养分和氧的需求较成人高几倍,但其心脏的腔室小,心肌收缩力弱,只有依靠维持较高次数的心率才能满足机体对快速生长发育的要求。因此,小儿的心率比成人快许多。

先天性心脏病患儿常见的心律失常有哪些

小儿时期的生理与成人的并不相同,再加上先天性心脏病心脏本身结构的变化,先天性心脏病患儿的心律失常具有以下类型。

(1) 窦性心律不齐:表现为心脏跳动的节律不均匀,在吸气时心率增快,深吸气时更为明显,呼气时心率减慢。进食、发热、运动、哭闹等使心率增快时,心律不齐反而消失。

(2) 窦性心动过速:不同的年龄段,窦性心动过速的定义不同,新生儿心率超过 200 次/分,1 岁以内超过 160 次/分,1～2 岁超过 140 次/分,2～6 岁超过 130 次/分,7～12 岁超过 120 次/分的窦性心律,定义为窦性心动过速。往往由于运动、哭闹、缺氧、发热、贫血、休克、心力衰竭等原因引起。

(3) 阵发性室上性心动过速。

(4) 期前收缩：心脏跳动正常的起搏点是在心脏窦房结,非窦房结起搏引发的心脏异常提前收缩称为期前收缩(早搏)。按心脏起搏点出现的部位不同,分为房性期前收缩、室性期前收缩以及交界性期前收缩,其中较为严重的是室性早搏。如果运动后早搏减少,睡眠后早搏增加,早搏每分钟 6 次以下,称为偶发性早搏,多数为功能性的。如每分钟室性早搏超过 6 次,甚至形成很规则的节律,如正常窦性心律跳 1 次或 2 次后紧跟 1 个室性早搏,分别称为室性早搏二联律或三联律,多为先天性心脏病或心肌炎引起,应及早到医院就诊。

哪些先天性心脏病影响生长发育

一般来讲,心房间隔缺损、小的心室间隔缺损、小型动脉导管未闭及轻度肺动脉狭窄不影响生长发育,但大的心室间隔缺损、严重的动脉导管未闭、重度肺动脉瓣狭窄、法洛四联症、大动脉转位、心内膜垫缺损、完全性肺静脉异位引流以及其他发绀型先天性心脏病都可能影响患儿的生长发育。

先天性心脏病手术的最佳年龄是多大

原则上讲一旦发现先天性心脏病应尽早手术。但年龄越小,手术风险越大,因此简单的房间隔缺损、室间隔缺损、肺动脉

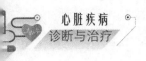
狭窄、动脉导管未闭等,如果没有明显的肺动脉高压,手术的最佳年龄在3～6岁,这时患儿体重较大,手术容易操作,而且术前、术后检查及护理都比幼儿好管理。但大的心室间隔缺损、严重肺动脉导管未闭等合并肺动脉高压者应尽早手术,以免肺动脉高压过重形成"右向左"分流的艾森门格综合征而失去手术时机。对于重症法洛四联症等明显的发绀患儿,由于疾病影响其生长发育,或随着年龄的增大,心脏的继发改变会明显增加,对手术以及术后恢复不利。

先天性心脏病患者手术前应做哪些准备

术前应保持良好的精神状态和体力,首先要树立战胜疾病的信心,同时加强营养,保证睡眠,增强体质,避免各种感染的发生。练习深呼吸和咳嗽,为术后咳痰和避免肺不张做好准备。对发绀型先天性心脏病患者,术前要吸氧治疗,尽量减少大运动量活动,不要吃得过饱或哭闹,以免引起缺氧。如法洛四联症等发绀患者,由于血液黏稠易形成血栓,特别是夏天,应鼓励多喝水,防止血栓栓塞发生。

先天性心脏病患者手术后能否与正常人一样生活

大多数先天性心脏病手术后如果畸形矫正满意,没有重大并发症和后遗症,度过早期的手术恢复期,可以像正常人一样升学、结婚、生育等。对于复杂先天性心脏病手术后没能完全矫正,应根据病情,由医生决定以后是否可以生育等。

先天性心脏病患者手术后应注意什么

先天性心脏病手术后应注意以下几点。

(1) 术后 3 个月是心脏手术恢复的重要时期,应限制活动量。简单的房间隔缺损、室间隔缺损在手术 3 个月后可以上学,参加较轻的体力活动。复杂的先天性心脏病患者术后恢复过程应更长一些,对于体力活动和剧烈的体育锻炼应量力而行。

(2) 先天性心脏病手术后 3 个月应到医院复查,根据听诊、心电图、X 线胸片以及超声心动图检查评价手术后恢复情况。

(3) 一般应继续一段时间强心、利尿治疗,根据病情调整服药量。

先天性心脏病患者发绀是怎么回事

发绀是人体缺氧的表现。正常人体内还原血红蛋白低于 50 g/L,氧饱和度在 95%~100%。如血液中还原的血红蛋白高于 50 g/L,则皮肤、指、趾、甲床及黏膜呈现蓝色或紫黑色,临床上称为发绀。

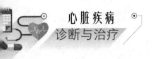

哪些情况可出现发绀

以下一些情况可能出现发绀。

（1）某些先天性心脏病患儿出生后即有发绀，如肺动脉瓣闭锁、法洛四联症、完全性大动脉转位、三尖瓣闭锁、完全性肺静脉异位引流等，心脏内部存在"右向左"分流，使含氧低的静脉血未经氧合进入体循环，造成还原血红蛋白含量增高，出现发绀，称为中心性发绀。

（2）有些先天性心脏病患儿出生时无发绀，随着病情的发展出现肺动脉高压，导致左心房、左心室或主动脉系统的血液向右心房、右心室或肺循环分流，转为右心房、右心室或肺动脉系统血向左心房、左心室或体循环分流，而出现发绀。

（3）无分流的患者，由于心脏衰竭，血液在肺内氧合不好，血液在组织内流动缓慢，导致组织从血液中交换出更多的氧气，还原血红蛋白增多，也可出现发绀，称为周围性发绀。

从临床上讲，发绀越重，病情越重，特别是以前无发绀的先天性心脏病，如出现发绀提示病情发展到晚期，很可能失去手术时机。对非发绀患者，应尽早手术。

为什么有些发绀型先天性心脏病患者会出现咯血

有些发绀型先天性心脏病患者会由于以下原因出现咯血。

（1）由于心脏畸形进入肺部的血流量降低，氧合血量不能满足机体代谢要求，故机体向肺组织和支气管代偿性产生广泛的新生血管，即侧支循环，以增加进入肺的血流量，保证机体氧需求。这些异常的侧支血管容易破裂进入气管内，产生咯血现象。

（2）体循环大量向肺循环分流的先天性心脏病，由于肺血流量大量增加，导致肺动脉高压，发生器质性病变，在晚期出现肺循环向体循环分流发生发绀。由于肺动脉高压，肺血管变薄，容易破裂，血液经气管咳出，表现为咯血。

先天性心脏病手术治疗有几种类型

先天性心脏病外科治疗是最主要的手段。通过手术，可以纠正心脏结构的畸形，使血流动力学恢复正常状态，心脏恢复正常的功能。严重的心脏发育不全或复杂的畸形通过手术纠正或另外建立通道，使体循环与肺循环功能接近正常，以达到减轻临床症状、提高生存质量的目的。具体手术方式，根据病种情况、病情严重程度，医生的临床经验及医院医疗设施条件等综合考虑决定。先天性心脏病的外科手术主要有4类。

（1）解剖纠正：通过手术纠正心脏畸形，恢复正常功能，彻底解决问题。例如心房间隔缺损或心室间隔缺损的修补，动脉导管未闭结扎等。这是最彻底的、理想的纠治方法。

（2）生理性纠治：不能通过解剖纠正心脏畸形进行恢复治

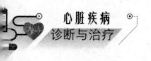

疗,而在心脏内或心脏外建立通路,以达到恢复肺循环及体循环功能,例如完全性大动脉转位的心房内纠治手术等。

(3)减症手术:有些复杂先天性心脏病不能进行解剖纠正或进行生理性纠治,但可施行减轻临床症状的手术。例如,对复杂先天性心脏病进行体动脉系统肺动脉系统分流手术。

(4)同种异体心脏移植或心肺移植:对于严重的心血管畸形,若不能进行以上3种手术解决,则可以进行心脏移植或心肺移植,以改善心脏功能,延长生命。

全身麻醉会不会影响智力

全身麻醉是保证心脏手术顺利进行的基本条件。常用的全身麻醉是采用气体吸入合并静脉麻醉的方法,在手术过程中按需要调整和维持一定程度的麻醉深度。麻醉药物多具抑制中枢功能,使患者保持安静入睡,消除当时记忆,让意识短时间消失,还可以有一定的镇痛作用。目前使用的麻醉药,在体内的浓度和作用一般都很容易控制,停药后可以很快代谢掉,临床经验证明,全身麻醉后很少有患者的智力发生变化。体外循环手术中,患者身体内的生理条件发生变化,其对中枢神经的影响要大于心脏。脑组织代谢十分旺盛,儿童时期脑组织的氧耗量占全身氧耗量的50%,体外循环手术后会出现精神异常,但是绝大多数是短暂的,很快就恢复正常。

心脏手术后会疼痛吗

心脏手术后一段时间会疼痛,术后早期由于有麻醉药的作用,可能不痛,一般在术后 2～3 天开始疼痛,疼痛因人而异。总的来讲,小孩和老人疼痛阈值高,疼痛较轻或不痛;青壮年疼痛阈值低,容易感到疼痛,术后要根据患者情况给予止痛剂。

固定胸骨的钢丝对患儿术后的发育是否有影响

心脏手术中采用钢丝固定胸骨。这种钢丝组织相容性好,不会发生感染。除非由于钢丝断裂或接头翘起引发疼痛需要手术取出钢丝外,钢丝终身在体内对患儿的生长发育不会有影响。

先天性心脏病手术有哪些并发症

心脏手术风险较大,这主要与手术操作熟练程度、疾病的严重和复杂程度、医疗技术设备情况以及患者的身体状况等有密切关系。手术后主要的并发症有以下几种。

(1) 出血:手术后创面广泛渗血或者有活动性出血。这主要

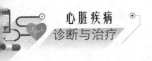

与手术时间长短、手术技术、使用肝素量、患者凝血功能状态以及体温等多方面因素有关。

（2）低心排血量综合征：主要表现为血压降低、心跳快，尿量减少甚至无尿，四肢皮肤湿冷。主要是由于心脏收缩无力或有效循环血量不足引起。

（3）肺功能不全：主要表现为呼吸困难，即使供氧很好，仍然会发生低氧血症。重度"左向右"分流型先天性心脏病，特别是合并肺动脉高压者，体外循环时间过长，输血过多，发生肺功能不全的机会增多。肺部充血、水肿、肺血管微血栓栓塞等会促使肺功能不全。

（4）感染：心脏手术复杂，手术时间长，血液经过体外循环转流，各种管道插管以及异种或异体的移植物等都是引发感染的因素。严格无菌操作，适当使用抗生素可预防感染。

（5）心律失常：可以表现为心率过慢、心率过快、心律不齐或心脏传导阻滞等。引起心律失常的主要原因有缺氧、低温、电解质紊乱和手术损伤等。

为什么合并严重肺动脉高压会影响手术效果

"左向右"分流性心脏病，由于存在大量分流，肺血流量增多，肺小动脉收缩可导致肺动脉压力增高。经过手术纠正畸形后，消灭了分流，肺动脉压力也随之降低，甚至达到正常水平，这种称为可逆性肺动脉高压。如果肺动脉压力接近或达到主动脉压力水平,往往存在双向分流,有轻度发绀,动脉血氧饱和度低于正常。如果施行手术,修补缺损后虽然分流的通道被关闭,但由于肺动脉血管壁的病变严重,血管阻力难以恢复,右心室收缩后负荷增高,最终导致右心室功能不全,水肿、肝脏增大、心脏扩大,预后很差。这种肺动脉高压称为不可逆性肺动脉高压。

可逆性和不可逆性肺动脉高压的确定是经过肺组织活检,观察肺动脉的病理变化,这需要手术中获取或采用活检钳钳夹一部分肺组织。其他检查方法都是间接的,如吸入氧气或者静脉内使用扩张肺血管药物后观察肺动脉压力是否下降等。如果有一定程度的下降,可以认为是可逆性的,否则是不可逆性的。

有些先天性心脏病患者为何手术后仍有杂音

有些先天性心脏病患者手术后有杂音,比如肺动脉瓣狭窄切开扩张后仍有杂音,这是由于血流经过瓣膜的粗糙面摩擦引起的杂音,是正常的。法洛四联症手术后存在杂音,是由于血流经过瓣膜粗糙面摩擦引起的杂音,以及右心室流出道补片与血流摩擦引起,也是正常的。故先天性心脏病患者手术后心脏有杂音不一定是手术不成功,应根据超声心动图检查确诊是否有分流现象,并结合临床作出判断。

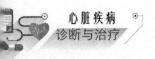

先天性心脏病患儿术后为何要绑胸带

由于先天性心脏病患儿常有胸骨畸形,而且小儿胸骨骨质软,手术后钢丝拧得过紧,可能会导致胸骨断裂,术后患儿咳嗽及活动可能会造成胸骨活动,故需要用胸带绷紧胸部,在保证伤口不会裂开的同时,可以加用小木板,对胸骨畸形进行矫正。

先天性心脏病患儿是否应接种各种疫苗

先天性心脏病患儿如果没有明显的过敏,或机体抵抗力太弱,一般应按期接受各种疫苗注射,避免流行性疾病的发生。

心 脏 瓣 膜 病

心脏瓣膜病的种类和病因有哪些 ⌐

心脏瓣膜病分为先天性和后天性两大类。先天性瓣膜病有肺动脉瓣闭锁或狭窄、先天性主动脉瓣狭窄、先天性二尖瓣狭窄和关闭不全、先天性三尖瓣狭窄或闭锁等。后天性心脏瓣膜病分为风湿性心脏病、退行性病变、缺血性心脏病、马方(Marfan)综合征和主动脉瘤以及感染性心内膜炎所造成的心脏各瓣膜狭窄及关闭不全等。我国风湿性心脏瓣膜病在瓣膜病中所占的比例最高。

什么是先天性主动脉瓣病变 ⌐

先天性主动脉瓣病变主要是主动脉瓣狭窄,可以发生在瓣膜部位,也可以发生于瓣上或瓣下,因此称为主动脉口狭窄,约占先天性心脏病的5%。男性多见,男女比例为4∶1。主动脉瓣膜部狭窄最常见。正常主动脉瓣瓣膜由3叶组成,先天性主动脉瓣病变的瓣膜常为2叶、单叶或4叶畸形。瓣膜交界处容易粘连,仅留下狭小的瓣口,瓣叶常发生纤维化、增厚,长期瓣膜病变

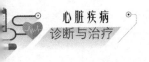

可导致瓣膜关闭不全。主动脉瓣下狭窄可有膜性狭窄、管型狭窄和心肌肥厚性梗阻3种类型。主动脉瓣上狭窄比较少见,有些患者伴有智力障碍。

轻度主动脉口狭窄,症状不明显,各种心脏检查无明显改变者,可定期随访,严密观察,病程进展迅速时再手术治疗;重度狭窄患者,可以出现心绞痛、昏厥、感染性心内膜炎等,常可因充血性心力衰竭、心律失常及细菌性心内膜炎导致死亡。若内科治疗无效,或左心室与主动脉狭窄上部之间的压力阶差超过6.7 kPa(50 mmHg),为防止发生猝死,应尽早手术。

什么是先天性二尖瓣病变

先天性二尖瓣病变很少见,可以表现为瓣叶交界粘连、腱索过长或过短、乳头肌融合等造成二尖瓣狭窄或关闭不全。临床表现同风湿性心脏病,可出现劳累后心慌、气短等症状。如果症状明显,心脏的继发性改变较大,应手术治疗。手术可以采取瓣膜成形或置换的方法。

后天性心脏瓣膜病的常见病因有哪些

后天性心脏瓣膜病的常见病因如下。

(1) 风湿性心脏病所致的瓣膜病变:由于风湿性炎症侵犯心

肌导致的各种心脏结构和功能发生病理性改变称为风湿性心脏病。该病多发生于20～40岁的青壮年人,其中女性多于男性,尤其生活在寒冷、潮湿地区的人容易患风湿性心脏病。

其病因目前认为与溶血性链球菌感染有关。细菌首先在人体抵抗力降低时侵入机体,造成上呼吸道感染,出现流涕、嗓子痛、咳嗽及发热,咽炎、扁桃体炎等症状。对溶血性链球菌敏感的人,炎症容易进一步侵犯关节和心脏,反复发作后受侵犯的心脏瓣膜形态和结构发生改变,出现瓣膜水肿、炎症及赘生物形成等,以后瓣膜增厚、钙化,出现交界处粘连、融合及腱索缩短等,使瓣膜开放和关闭功能减退,形成风湿性心脏瓣膜病。

后天性心脏瓣膜病是最常见的心脏病之一。在中国风湿性心脏瓣膜病占心血管疾病的50%左右。随着人民生活水平的提高,卫生条件的改善,以及对风湿性疾病预防的加强,瓣膜病的发生率逐渐下降。

(2)缺血性心脏病所致的瓣膜病变:冠状动脉狭窄导致心肌缺血的同时,往往造成其供血的乳头肌缺血,乳头肌和腱索发生坏死断裂,造成二尖瓣关闭不全等。另外是由于心肌缺血导致左室增大和二尖瓣环扩大,引起二尖瓣相对关闭不全所造成的瓣膜病。

(3)感染性心内膜炎所致的瓣膜病变:感染性心内膜炎是由于化脓性细菌、真菌、立克次体、病毒和动物寄生虫等侵袭心内膜而引起。

急性感染性心内膜炎往往起病突然,伴有高热、寒战、贫血及全身中毒症状,最常侵犯主动脉瓣。由于感染的病原体在纤

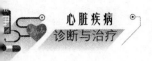

维素血小板基层中繁殖,瓣膜上形成特殊的赘生物,瓣膜可发生急性坏死、破溃、穿孔、腱索断裂导致急性心力衰竭而死亡。亚急性感染性心内膜炎发病较缓慢,病程多在2~3个月以上,常常造成瓣叶赘生物与瓣膜之间炎性肉芽组织增生,导致瓣膜纤维组织增生、增厚,可以穿透主动脉瓣上扩张的佛氏窦形成局部破裂,也可以破入心包腔、右心房、右心室等。瓣膜上脆的赘生物在血流的冲击下可脱落,随血流到达全身各脏器引起栓塞,尤其易形成脑、肾、脾栓塞。

人工瓣膜置换术后,由于人工瓣膜为体内异物,在术中和术后容易经过口腔、静脉通路、泌尿生殖器感染、菌血症等导致感染性心内膜炎。可有瓣周漏、瓣周脓肿和穿孔等改变。

(4) 升主动脉瘤以及急性夹层动脉瘤所致的瓣膜病变:升主动脉瘤及夹层动脉瘤最常见的病因为马方综合征及机械撞伤引起。马方综合征是一种先天性结缔组织病,该病累及心脏造成主动脉中层坏死、主动脉扩张、瓣环扩大,导致主动脉瓣关闭不全。

(5) 退行性病变所致的瓣膜病变:机体的结缔组织由于退行性改变,造成瓣叶、腱索及瓣环结构发生改变,导致瓣叶钙化、松弛、脱垂而造成的瓣膜病变称为退行性瓣膜病。

超声心动图在瓣膜病诊断中有何作用

超声心动图检查可以明确各心腔大小、血流速度、各瓣膜的开口面积、开启和关闭状况以及瓣膜有无钙化、赘生物等情况,特别是对于瓣膜反流情况非常敏感。超声心动图在心脏手术前后可以明确有无心包积液及其量的多少；瓣膜术后对于确定人工瓣活动的质量，有无卡瓣现象具有很好的鉴定效果；在术中可以采用经食管超声技术来确定手术的效果，明确有无瓣周漏和瓣膜成形的效果如何。

X线胸片检查在瓣膜病诊断中有何作用

X线胸片不仅可以观察心脏的大小、明确肺纹理的多少与粗细、肺循环的情况，还可了解以哪个心腔变化为主、有无明显的主动脉钙化，以此评价病变的程度。术后X线胸片检查可以确定肺部情况、明确有无心包积液和对比术前术后心脏的变化等。瓣膜病变心脏的影像常常增大，如食管吞钡检查发现食管受压，表明左心房扩大、心包积液量较多时，心脏影像外形呈现烧瓶状改变。

心电图在瓣膜病诊断中有何作用

心电图是心外科使用最多的检查手段，可以了解患者的心率和心律的变化，对于各种心律失常，可以根据心电图的变化给药，并观察用药后效果。还可以根据心电图的变化了解病变的程度及其进展，评价心外科手术治疗的效果。

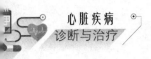

冠状动脉造影检查在瓣膜病诊断中有何作用

对于年龄超过 50 岁或有冠状动脉狭窄症状的患者,术前常规行冠状动脉造影,根据检查结果决定是否在瓣膜手术同时施行冠状动脉搭桥手术,因为 50 岁以后是冠心病的高发年龄。如果合并严重冠状动脉狭窄而未施行冠状动脉搭桥手术者,心肌本身缺血加上手术的打击,手术后心脏可能不能复跳,或出现低心排血量综合征,很难纠治。

术后,超声心动图、心电图及 X 线胸片是评价手术效果的良好手段。有条件的单位,可在术中采用经食管超声进行瓣膜手术的评价,该检查目前已取得很好的效果。

罹患二尖瓣狭窄有什么症状

正常人二尖瓣口径为 3～3.5 cm,休息时每分钟有 5 L 血液通过瓣口,运动时血流量可以增加 2～3 倍。当瓣口狭窄不超过正常人一半时患者安静状态下没有什么感觉,但是在运动时就会有异常感觉;如果狭窄超过正常的一半,患者就会有自觉症状;瓣口狭窄至 1.5 cm 以下时,症状则很明显。常见的症状如下。

(1) 气短:患者活动如爬楼梯、跑步或用力干活时,感觉呼吸困难,气力不够。有的患者夜间不能平卧,必须垫枕头上半身抬高才能入睡,甚至还会夜间憋醒。

(2)咳嗽:大多数是干咳或咳白色泡沫痰,夜间更为频繁。

(3)咯血:严重二尖瓣狭窄的患者会出现痰中带血丝,甚至大咯血。患者感冒发热、剧烈活动、情绪激动或妊娠均可诱发咯血。

(4)病情严重者可以出现心律失常,也就是心律不齐,快慢强弱不等,甚至有心跳间歇现象。患者自觉心慌、心烦、乏力或疲倦等。

(5)晚期患者因为血液循环缓慢,血液在皮肤内瘀滞,常可见面颊潮红、口唇发暗现象,称为"二尖瓣面容"。此外,晚期患者还可以有肝大、腹腔内积水、下肢水肿等。

发现二尖瓣狭窄后怎么办

患者出现以上临床症状后,应及时到医院就诊。首先找专科医生进行全面检查,包括体格检查、心电图、X线胸片、超声心动图及血液化验等,明确诊断。如果症状不重,可以观察一段时间,定期到医院就诊,变化较快的应及早手术。出现感染性心内膜炎、肝肾功能不全或其他严重疾病等不适合手术者,应住院调整,待这些疾病控制后再考虑手术。医生根据患者年龄情况、心脏功能、瓣膜病变情况等决定手术时间。

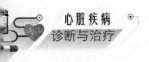
心脏瓣膜手术的适应证是什么

如果正常心脏瓣膜受到风湿热或细菌侵犯,会造成瓣叶变形、增厚、粘连,甚至钙化以及瓣下结构严重粘连,或者瓣叶对合欠佳、脱垂,腱索过长或断裂造成关闭不全,瓣膜不能维持血液单向流动,从而影响血流的正常运行,产生一系列临床症状。将原有的瓣膜切除,换成人工瓣膜,可以恢复其生理功能,提高患者的生存质量。对瓣膜质量好、无明显钙化或者单纯关闭不全者,可以采用瓣膜成形术治疗。

决定心脏瓣膜手术前应注意哪些问题

决定心脏瓣膜手术前应注意以下问题。

(1) 风湿活动:术前常规检查抗链球菌溶血素"O"(抗"O",ASO),正常应<1∶400;红细胞沉降率(血沉,ER),正常男性低于每小时 15 mm,女性低于每小时 20 mm。抗"O"及血沉不正常者,说明有风湿活动,应予抗风湿治疗,待好转后再手术,否则由于心脏有炎症存在,手术危险性增加,而且术后风湿活动会加剧。

(2) 心功能情况:术前应调整好心功能,使其处于最好状态再手术,心功能不全时手术危险性明显增加。但严重心功能不全内科无法控制者,应考虑尽快手术纠正。

（3）年龄：瓣膜手术最佳年龄为 20～50 岁。年龄过小，手术后因风湿活动，容易复发；年龄过大，则容易合并冠心病和其他脏器疾病，手术危险性增加。

二尖瓣置换手术指征是什么

二尖瓣病变一旦诊断明确，特别是有肺间质水肿和夜间阵发性呼吸困难，心功能低于 Ⅱ 级，瓣叶钙化或瓣下装置病变严重，或合并关闭不全，以及再次手术者均应考虑施行瓣膜置换术。如合并冠心病者可考虑同期行冠状动脉搭桥术。

主动脉瓣置换手术指征是什么

严重主动脉瓣病变已无法用成形手术处理，如退行性改变所致的瓣环高度扩张、瓣叶撕裂，以及风湿性心脏病所致瓣叶明显蜷缩、变形，甚至钙化。左心功能衰竭以及感染性心内膜炎不是绝对禁忌证，但内科治疗不能控制的左心功能衰竭和感染性心内膜炎的手术危险性明显增加。

三尖瓣置换手术指征是什么

严重三尖瓣病变内科治疗无效，并且已不能施行成形治疗或三尖瓣下移严重者需要施行换瓣手术。

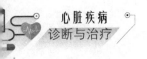

风湿性心脏病患者手术前为什么要查抗"O"和红细胞沉降率

抗"O"是抗链球菌溶血素"O"的简称,正常值是<1：400,红细胞沉降率(血沉)正常值女性为每小时 0～20 mm,男性为每小时 0～15 mm。抗"O"和血沉是用来检测患者有无风湿性活动的方法。检查超过正常值水平,说明有风湿性活动,表明心脏的心肌和瓣膜组织还有炎症存在,贸然手术可能增加手术风险,容易造成瓣膜缝合困难,导致术后瓣周漏;且手术后患者由于麻醉和手术的影响,身体抵抗力下降,风湿性活动加剧,不易控制,导致瓣膜重新发生粘连或变形等。

什么是双瓣置换术

通常是指主动脉瓣和二尖瓣联合瓣膜病变严重,而瓣膜成形术不能达到有效治疗效果时,同期行主动脉瓣和二尖瓣联合置换术,又称双瓣置换术。

二尖瓣闭式扩张术或直视成形手术指征是什么

对于二尖瓣狭窄的患者,如果比较年轻,心功能在Ⅱ～Ⅲ级,且未发现存在瓣膜明显钙化及关闭不全,瓣叶无明显挛缩,无左房血栓及梗死史者,可在全麻下行二尖瓣闭式扩张术或二尖瓣直视成形术。

瓣膜手术是直视成形或闭式扩张好还是换瓣好,主要取决于患者瓣膜本身的情况,同时需要考虑到成形术或闭式扩张术需要再手术的问题。瓣膜明显钙化者,为换瓣手术的绝对适应证。年轻患者由于容易存在风湿活动而肯定需要再手术以及经济等问题,应考虑作瓣膜置换手术。对于45岁以上,风湿活动控制很好者,可以考虑瓣膜成形手术。对于60岁以上的老年患者,尽量考虑置换生物瓣膜,可以避免抗凝造成的各种并发症。

心脏瓣膜手术的禁忌证是什么

当心脏瓣膜患者合并急性风湿活动以及肝、肾等多脏器功能衰竭者不宜手术;严重溃疡或血液中白细胞和血小板严重低下为手术禁忌证;合并其他脏器严重威胁生命的疾病,不宜手术,如恶性肿瘤患者。

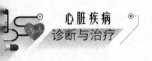

人工瓣膜的种类有哪些

人造瓣膜主要有两大类：一类是机械瓣，另一类是生物瓣。前者采用热解炭等高级合成材料制成，其优点是瓣膜耐久性能好，缺点是需要终身抗凝治疗，血栓栓塞率和出血率较生物瓣高。生物瓣手术后不需长期抗凝治疗，患者生活质量高，但由于生物瓣会发生退化，大约15年需要再次手术，故对于高龄患者、有溃疡病史及其他原因不宜进行抗凝治疗者、边远地区测定凝血酶原不方便者，应施行生物瓣置换。

目前，生物瓣主要有异种生物瓣（主要为牛心包瓣、猪心瓣）和同种异体生物瓣（人主动脉瓣、二尖瓣等）。机械瓣主要有St.Jude双叶瓣、Medtronic单叶瓣、Sorin瓣、ATS瓣和Carbomedics瓣。具体使用何种瓣膜，应根据患者病情，由医生决定。

人工成型环有哪几种

目前使用的人工成型环有硬环、半边硬半边软环和全软环。即在二尖瓣关闭不全时，不切除瓣叶组织，而是采用人工环加固瓣环，同时进行瓣叶修补，纠正二尖瓣关闭不全病变。

瓣膜手术后如何使用强心药和利尿药

换瓣患者出院后,需要继续服药,进一步改善和维持心功能,一般需要服用3～6个月。

出院后的常用药物主要有以下几种:强心药主要为地高辛;利尿药主要为氢氯噻嗪(双氢克尿塞)或呋塞米(速尿),以及螺内酯(安体舒通)。

长期服用地高辛时要注意心率变化,如心率减慢至60次/分以下,或出现心律不齐,要停用地高辛,并及时到医院诊治。利尿药物可以根据每日尿量及是否有下肢水肿酌情增减,同时根据血钾浓度的化验结果,调整补钾量。

换瓣手术后如何使用抗凝药物

由于人工瓣膜与血液接触容易引起血小板凝聚,形成血栓,严重者可能发生血栓脱落,造成各脏器血管栓塞,导致偏瘫、失语、下肢动脉栓塞等,甚至会卡住人工瓣叶,导致心力衰竭或猝死。故换瓣术后非常重要的环节就是恰当的抗凝,抗凝不足易引起血栓栓塞等恶果;抗凝过量则可导致出血,主要有鼻衄、牙龈出血、胃出血、血尿、月经不止,甚至颅内出血等,所以抗凝是关系到生命的大事。

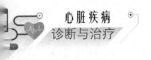

置换机械瓣需终身抗凝,置换生物瓣或者瓣膜成型手术后需抗凝 3～6 个月,目前主要使用华法林抗凝。

换瓣手术后如何使用其他药物

换瓣手术患者合并肺动脉高压或血压较高者,要服用扩血管药物,在降低血压的同时,通过降低前负荷,增加心脏排血量,改善心脏功能。出院后如果仍有呼吸道、泌尿系统及皮肤感染,应短期足量使用抗生素,勿滥用。

除以上药物治疗外,心脏手术后如果心脏跳动缓慢、无力,或者术前心率较慢,病情较重,为预防术后出现心率慢或各种难治性的心律失常,往往手术时安装心外膜临时起搏器,这样,手术后医生可以根据需要放心用药,而不必担心出现各种心律失常。一般起搏器放置 1～2 周后,如无再使用必要时可以将导线拔掉,如还不能停用起搏器,则可能需要安放永久起搏器。

患者在出院前应调整好抗凝药剂量,复查超声心动图、X 线胸片、心电图及血生化,结果无心包积液、心律失常、电解质紊乱等,可以出院休养。

瓣膜病手术后应注意什么

患者施行瓣膜置换后,虽然症状得到明显改善,但由于多年病变,心脏手术后不能短期内恢复正常,在手术后仍应注意以下几点。

(1) 循序渐进,逐步恢复工作。手术后最好静养3个月,根据心功能恢复情况决定是否可以工作。早期体力劳动可以从轻到重,以感觉不劳累或没有心慌、气短为原则。不可强行劳动,以免出现心脏功能衰竭。

(2) 手术后半年应常规服用强心利尿药,以后根据情况酌减。

(3) 女性患者手术后1年内不要怀孕,待心脏功能恢复后再考虑。

(4) 年轻患者积极控制风湿活动。

(5) 注意增加营养,但是不要吃得过多,或者进食过度油腻及过咸食物。

(6) 节制性生活,不要过度劳累。

(7) 定期到大医院复查,在医生指导下用药,特别是抗凝药物的使用。

心脏病患者术后如何使用抗凝药

目前抗凝药主要有华法林。

(1) 华法林应用于术后24~48小时拔除心包、纵隔引流管后。一般首次剂量为2片(5 mg),以后根据凝血酶原时间及活动度的变化调整剂量。

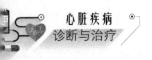
(2) 华法林口服抗凝,60 kg 体重患者,一般需要每日 1 次 3 mg 左右(国产为 2.5 mg 1 片,进口为 3 mg 1 片)。但不同的患者对抗凝药的灵敏度不同,故需要定期抽血化验凝血酶原时间及活动度。

(3) 华法林经胃肠道吸收,90%以上与血浆蛋白结合,经肝脏代谢,服药后 12 小时开始发挥作用,48 小时达到作用高峰,血浆半衰期为 44 小时。每天服用一次抗凝药经 5~7 天方可达到稳态,所以应每隔 5~7 天再改变维持剂量,停药后 5~6 天凝血酶原时间恢复正常。严重出血时,可使用维生素 K 对抗华法林作用,口服维生素 K 后经 12~24 小时凝血酶原时间恢复正常,静脉注射维生素 K 后只需 3~5 小时凝血酶原时间即恢复正常。

(4) 凝血酶原时间正常值为 12~14 秒,活动度在 80%以上。瓣膜置换术后,应维持凝血酶原时间为正常值的 1.5~2.0 倍(一般在 18~24 秒)或活动度为 35%~45%。世界卫生组织(WHO)提倡口服抗凝剂检测的国际化标准,即国际标准化比值(international normalized ratio, INR),瓣膜置换术后应使 INR 控制在 2~3 之间。INR 值克服了各医疗单位测定值有偏差的缺点,可以在各医院通用。中国人容易发生出血倾向,所以抗凝不宜过量,以免引起出血现象。

(5) 如凝血酶原时间超过正常的 2 倍或活动度低于 30%,可减少用量的 1/4 或 1/8;如活动度低于 25%或凝血酶原时间超过 30 秒,可停用一次,第二天化验后再调整。每次调整剂量后 4~5 天要测凝血酶原时间或活动度。

(6) 如服药剂量过大,要注意密切观察。如出现鼻衄、牙龈出血、血尿、黑便、腹内出血表现(腹痛、腹胀和贫血)、颅内出血表现(昏迷)等出血征象,要立即到医院就诊,根据情况减量或停服华法林,必要时可注射维生素 K 对抗,或输全血、血浆、血小板等。

(7) 如出现瓣膜音质变钝,心功能衰竭,偏瘫、失语,肢体动脉栓塞、疼痛等症,要复查凝血酶原时间及活动度,如确诊有血栓形成,须增加抗凝药剂量。

(8) 一般华法林维持剂量在 3 mg 左右,但个体差异很大,如使用 6 mg 华法林后还不能达到满意的抗凝效果,表明患者对华法林不敏感,应加用其他抗凝剂,如阿司匹林等,每天加用 1～2 片,同时应监测凝血酶原时间及活动度。

(9) 患者住院期间,可每天测定 1 次凝血酶原时间或活动度,经一段时间摸索找到适宜的维持量,可改为隔日测 1 次;再经 3～4 次测定仍稳定,可改为每周 1 次;如 3～4 次测定很稳定,可延长为半个月 1 次。依次类推改为 1 个月、3 个月或半年。即使条件差,也应每半年测量 1 次,防止出现血栓栓塞或出血现象。如调整剂量后,应在 4～5 天内再测 1 次,至测定值稳定后,再适当延长测定的间隔时间。

食物对抗凝效果有何影响

富含维生素 K 的食物能降低抗凝药的效果。以下为富含维生素 K 的食物,且每 100 g 干燥食物中维生素 K 的含量分别为:

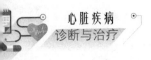

菠菜4.4 mg、白菜 3.2 mg、菜花 3.0 mg、豌豆 2.8 mg、胡萝卜 0.8 mg、番茄 0.6 mg、马铃薯 0.16 mg、猪肝 0.8 mg、蛋 0.8 mg。虽然以上食物富含维生素 K,但只要饮食平衡,有规律地定期测定凝血酶原时间及活动度,是可以调整好抗凝药剂量的,不必特意地偏食或禁食某种食物。

其他药物对抗凝效果有何影响

增强抗凝药物作用的药物有:①广谱抗生素,可减少肠道产生的维生素 K。②阿司匹林、氯贝丁酯(安妥明)、磺胺药、丙磺舒等可以与华法林竞争血浆蛋白结合点,使后者的游离血药浓度增加。③液状石蜡可以减少维生素 K 的吸收。④氯霉素、甲硝唑、西咪替丁、乙醇等可抑制降解华法林的酶类,使华法林浓度相对增加。⑤苯妥英、甲苯磺丁脲具有与前相同的代谢途径。⑥阿司匹林和对乙酰氨基酚具有抗凝协同作用。⑦水杨酸类、保泰松、氯丙嗪、苯海拉明等具有干扰血小板功能作用。⑧奎尼丁、甲状腺素、苯乙双胍、氯贝丁酯具有加强抗凝药作用。

降低抗凝作用的药物有:①考来烯胺(消胆胺)在肠道可与抗凝药结合。②催眠药、利福平、灰黄霉素具有提高肝内酶类活性,加快华法林代谢的作用。③雌激素和口服避孕药可使血中凝血因子含量增加。

换瓣术后能否生育

风湿性心脏病患者换瓣术后如果心功能和体力恢复良好,则可以结婚。婚后要注意维护好心功能。女性患者婚后应该避孕,因为妊娠和分娩会加重其心脏负担,而且在分娩时可能由于抗凝而引起大出血,造成生命危险。但因坚持生育等原因导致怀孕后,要及时到有心外科的中心医院就诊,在医生指导下根据情况决定是否继续妊娠。肝素分子量大,动物实验及体内实验均显示其不能通过胎盘,没有致畸作用,而其他口服抗凝剂可能通过胎盘,导致婴儿畸形。因此,肝素应作为妊娠时抗凝的首选药物。

换瓣术后能否进行其他手术

换瓣术后如需要拔牙、阑尾切除、人工流产及做其他小手术是允许的,但要采取以下措施。

(1) 尽量选用对心肺功能影响小的麻醉药物,力求麻醉平稳。

(2) 长期抗凝患者,手术前暂停华法林抗凝,或改用短效的肝素静脉注射抗凝。术中要更仔细地止血,术后24~48小时,在无渗血现象时可继续华法林抗凝治疗。

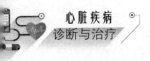

（3）术前、术中及术后均应使用抗生素，防止感染。

（4）尽量缩短手术时间，术中术后根据情况增加强心药的使用。

如何认识换瓣手术后仍然有心房纤颤

心房纤颤（房颤）是由于心房排血严重受阻、心房增大、心功能不全所造成的。在手术前 3 个月至半年内短期的房颤，如能及时矫正心功能，可以在术后不再发生房颤而维持窦性心律。但如果发生房颤的时间较长，术后很难维持窦性心律，术后应尽量采用药物控制房颤。由于房颤最大的危险是形成血栓，导致栓塞，故在换瓣手术后，应给予抗凝治疗，以避免这种可能。

换瓣手术后患者出院应如何疗养

患者出院后疗养应注意以下几点。

（1）换瓣术后一般需要休息 6 个月，休息期间，可以进行散步、轻微的家务活动，之后逐渐增加活动量，以不感到劳累为度。

（2）出院后要保持愉快的心情、乐观积极的态度和坚定的信念，可以参加一些轻松的娱乐活动，不要急躁和忧虑，便于较快康复。

（3）体外循环手术后可能有些精神情绪的改变及记忆力下降，多数患者很快会消失，不必忧虑。

（4）术后皮肤切口虽然愈合，但胸骨还需较长时间才能愈合（约半年），故不能做重体力活动。随着身体的恢复，有的患者会感到颈部、肩部和胸部等肌肉紧张甚至疼痛，这时需要轻微活动，逐渐进行功能锻炼后会有所好转。

（5）如果有风湿活动或患者年纪轻，应积极抗风湿治疗，主要使用长效青霉素肌内注射或肠溶阿司匹林口服治疗。

（6）应节制性生活，同时注意避孕。如有特殊情况，应待心功能恢复良好后再考虑怀孕。

换瓣手术患者出院后如何复查

出院后 3 个月要到医院复查，这时心功能逐渐好转，可对手术后的效果进行评价。如遇到以下情况，应及时到医院复查：①胸痛而不是切口痛；②心率低于 60 次/分或高于 120 次/分；③出现心律失常，如频发室性期前收缩（早搏），阵发性室上性心动过速，心跳或脉搏不规则；④持续高热 38 ℃ 以上，或有感染；⑤下肢出现水肿，体重突然增加，呼吸短促、心慌、咳泡沫痰；⑥无明显诱因的恶心呕吐，巩膜及皮肤黄染等；⑦突然晕厥、昏迷、偏瘫、失语，或下肢疼痛、发凉、苍白等；⑧有皮下出血、血尿和黑便等出血现象；⑨其他明显的病症。

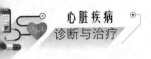

怎样判断人工瓣膜失灵

　　人工瓣膜失灵可导致非常严重的后果,出现以下症状应及时就医,如有下述 2 条以上症状就要考虑人工瓣膜失灵,必要时需再次行换瓣手术:①进行性出现心音低钝及心脏杂音;②心功能突然恶化,药物不能控制;③出现脑、肾、肠道及四肢的栓塞;④严重高热,确诊感染性心内膜炎;⑤出现溶血现象,表现为进行性贫血、血尿等;⑥超声心动图检查证明人工瓣膜活动度差或有血栓。

换瓣手术患者出院后应注意观察哪些项目

　　患者出院后应注意观察的项目有如下几点。
　　(1) 出院后,除定期复查凝血酶原时间和凝血酶原活动度外,3 个月时应到医院复查,包括体格检查(测体温、听瓣膜音质、心前区有无杂音、心率等)、心电图(明确有无心律失常)、超声心动图、X 线胸片及血钾、钠、氯等生化检查。如超声心动图显示有人工瓣膜少量反流是正常现象,这种反流是在瓣膜设计时为冲刷瓣叶,防止出现血栓而特意设计的。
　　(2) 注意心功能情况、心率和心律的变化。
　　(3) 注意有无咳痰、咯血、呼吸困难等。
　　(4) 有无出血现象,如牙龈出血、鼻衄、尿血、黑便等。

（5）有无栓塞情况,如晕厥、偏瘫、失语、单侧肢体疼痛、发凉或心肌梗死。

（6）瓣膜的音质是否突然出现杂音及有无不明原因的发热。

（7）凝血酶原时间及活动度控制,凝血酶原时间控制在18～22秒,凝血酶原活动度控制在35％～45％。

（8）每日维持一定的尿量,必要时需加用地高辛和利尿剂。

（9）注意有无关节酸痛、红肿,有无肝肿大和黄疸。

心功能是衡量患者病变程度的指标,根据术前、术后心功能的变化可以明确治疗效果。总之,瓣膜置换术后,虽然患者的症状得到明显改善,但为了维护好心功能,保持人工瓣膜的正常运转,防止出现各种术后并发症,一定要坚持定时随诊,与医生保持联系,便于及时发现问题,及时治疗。

如何判断自己是否患了风湿热

如果患者的临床表现为先有咽峡炎、腭扁桃体炎、溶血性链球菌感染史,后有全心炎症引起的心脏杂音、心率增快、心包炎,甚至充血性心力衰竭,并有游走性关节炎症、舞蹈症、环形红斑、皮下小结等。临床化验有红细胞沉降率(血沉)增快、C反应蛋白阳性、抗链球菌溶血素"O"(抗"O")增高、白细胞增高等,则可以确诊为风湿热。

对于临床表现不典型者,可以根据1984年美国心脏病协会修订的Jones诊断标准判断。

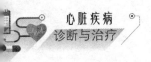

(1) 主要标准：①全心炎；②多关节炎；③舞蹈症；④环形红斑；⑤皮下小结。

(2) 次要标准：①曾患有风湿热或风湿病；②关节痛；③发热；④红细胞沉降率(血沉)增快；⑤C反应蛋白阳性；⑥抗链球菌溶血素"O"(抗"O")增高；⑦咽拭子培养溶血素链球菌阳性；⑧近期患过猩红热；⑨白细胞计数增高。

如果患者病前有乙型溶血性链球菌感染的依据，并有2项主要标准，或者1项主要标准加2项次要标准，应考虑急性风湿热存在的可能性。

风湿热是因居住条件潮湿引起的吗

风湿热的病因还不是很明确，但怀疑居住环境潮湿容易患风湿热。在寒冷潮湿的环境下风湿热为高发病，在南方温暖地方则发病较少。因为在寒冷潮湿地区溶血性链球菌感染较多，而风湿热与溶血性链球菌感染有关，所以表明可能与居住条件寒冷潮湿有关。风湿热与链球菌感染是一种变态反应(过敏反应)，这与个体对链球菌反应不同有关，因此单独说风湿热与居住条件潮湿有关并不准确。

如何治疗和预防风湿热

风湿热是一种易反复发作的全身性疾病，主要累及结缔组织的胶原纤维和基质,以风湿小结为特征,主要侵犯心脏、关节、皮肤和脑组织。其对心脏的影响与侵犯的程度及次数有关。风湿热的治疗原则如下。

(1) 一般治疗包括急性期绝对卧床休息,直至风湿活动控制后1个月,可逐渐增加活动量。还应注意保暖防寒和防湿,给予高热量饮食,补充足够的蛋白质以及各种必需的维生素。

(2) 药物治疗包括抗菌治疗和抗风湿治疗两部分。抗菌治疗首选青霉素,开始每日注射1次,80万～120万单位,至少注射2周,以后可改为每周注射1次,120万单位,再后每月注射1次,120万单位,至少预防注射5～10个月。对已有风湿性心脏病的患者,预防时间更长。对青霉素过敏者,可以改用口服红霉素治疗,每次0.25～0.5 g,每日4次。如果发生反复化脓性扁桃体炎,应手术摘除扁桃体。抗风湿治疗可使用水杨酸盐,最常用的药物是阿司匹林,每日3～6 g,主要是抑制前列腺素合成,抑制血管扩张和增加毛细血管通透性而达到消炎抗风湿作用。阿司匹林还具有稳定溶酶体,减少炎症介质形成的作用。对有全心炎的风湿热患者,如果上述药物控制不佳,可以用肾上腺糖皮质激素治疗。无论使用何种药物,一定要在风湿热控制后,逐渐减量,避免突然减药后病情反复。

(3) 预防治疗对于发热、咽痛、咽充血、腭扁桃体有分泌物者,应做咽拭子培养,明确有无溶血性链球菌感染,一经确诊,应立即使用青霉素治疗,并连续治疗2周以上。

(4) 采用中医中药治疗。风湿热在临床上的表现为关节炎和全心炎,按中医辨证属于痹证,可使用中医中药进行治疗。

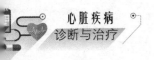

患有感染性心内膜炎者何时手术为宜

患有感染性心内膜炎者,如果瓣膜上存在赘生物、瓣膜穿孔、撕裂或有脓腔,均应进行手术治疗,以防赘生物脱落引起脑、肾、脾栓塞及治疗瓣膜病变引起的功能不全。心外科手术宜在感染性心内膜炎采用大剂量强效抗生素控制4～6周后再进行,以免引起感染及组织水肿等。对于药物不能控制的感染性心内膜炎,出现严重心功能障碍需要急诊手术时,可以在使用强效抗生素的情况下,急诊手术驱除感染灶、置换人工瓣膜及清除脓腔改善心功能后,进一步加强抗感染治疗。术前应向患者和家属交代,感染未控制时手术的风险非常高,而不手术可能立即就有生命危险。

二尖瓣闭式分离术有何优缺点

二尖瓣闭式分离术是指经胸部侧切口,在心脏跳动下使用扩张器在术者引导下将狭窄的二尖瓣进行扩张的手术。此方法操作简单、安全、创伤小,病死率低,较少发生感染性心内膜炎而且术后不用抗凝,减少了患者的诸多不便,提高了生活质量。

对于年轻的单纯二尖瓣狭窄患者,如果瓣膜弹性好、无钙化、无左房血栓,可以采取此方法治疗。但在分离二尖瓣时容易导致瓣膜撕裂或腱索断裂引起二尖瓣关闭不全，一旦分离的程度不够或已经粗糙的二尖瓣表面再次发生粘连，会导致再狭窄。一般的二尖瓣闭式扩张手术可以维持瓣膜 10 年左右不发生狭窄，之后可能需要再行手术换瓣治疗。

联合瓣膜病变有什么特征

当同一病因累及 2 个或 2 个以上瓣膜，最常见的为二尖瓣合并主动脉瓣病变，称为联合瓣膜病。

一个瓣膜病变随着病程的进展可以影响或累及另一个瓣膜，导致另一个瓣膜相对性狭窄或关闭不全。如风湿性二尖瓣狭窄可引起肺动脉高压，导致右心室压力负荷增高，引起右心室肥大、扩张而致三尖瓣关闭不全。

联合瓣膜病变对心功能的影响是综合性的，其预后比单个瓣膜病变差。在术前，必须对每一个瓣膜详细检查，明确诊断，以免手术中处理时出现遗漏，导致手术效果差。术前体格检查要仔细，综合分析病变情况，必要时可反复做超声心动图检查或心导管检查等，以确诊病变部位、程度、范围及心功能情况。

风湿性心脏瓣膜病可有哪些并发症

风湿性心脏瓣膜病可有以下并发症。

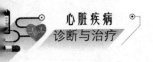
(1) 充血性心力衰竭:50％的风湿性心脏病患者容易引起充血性心力衰竭。常年风湿性炎症的侵蚀,心肌收缩功能受损,加上心脏负荷过重,如严重二尖瓣狭窄病变在妊娠、分娩、剧烈体力活动及感染时,可引起心率加快,左心室舒张期缩短和左心房压力增高,导致肺毛细血管压力增加,血浆渗到组织间隙或肺泡内,引起急性肺水肿,患者可以有严重的阵发性呼吸困难、发绀、咳粉红色泡沫痰、肺内满布啰音等,称为充血性心力衰竭。

(2) 心律失常:最常见的心律失常为房性期前收缩(早搏)、心房纤颤、阵发性心动过速等。其中,心房纤颤的发生率可以高达40％～50％。心房纤颤前往往先出现频发房性期前收缩(早搏)、房扑或阵发性房颤,以后则发展为持续性心房纤颤。

(3) 栓塞:二尖瓣狭窄患者伴有心房纤颤时最容易出现栓塞现象,因为二尖瓣狭窄患者左心房和左心耳发生扩张导致血液瘀滞,如果再发生心房纤颤,容易形成血栓。新鲜的血栓易于脱落而发生栓塞,脱落血栓可引起脑、肾、肠系膜、脾、肢体血管及冠状动脉栓塞。

(4) 亚急性感染性心内膜炎:单纯严重狭窄的患者,由于瓣膜僵硬、增厚和钙化,很少并发感染性心内膜炎,而轻度二尖瓣狭窄合并二尖瓣或主动脉瓣关闭不全时,易发生感染性心内膜炎。

(5) 肺部感染:瓣膜病变患者,由于左心房压力增高,肺瘀血,肺顺应性降低,肺间质水肿,在机体抵抗力降低时,极易反复发生肺部感染,进而诱发和加重心力衰竭。

(6) 其他:严重的二尖瓣狭窄患者,可以因为巨大的左心房压迫喉返神经,引起声音嘶哑,或压迫食管引起吞咽困难。

为什么发热、感冒后会加重心功能衰竭

机体发热时,心跳会加快,一般体温每升高1℃,心率大约增加10次/分。正常的心脏有很强的代偿功能,发热不会出现心功能不全。对于心功能不全患者,心率增快后会增加心脏氧耗,在一定限度内还可以代偿,如果心率过快,心肌收缩力减低,舒张期缩短,心排血量明显减少,不能满足机体需求,原有的心功能不全则加重,导致心功能衰竭。另外,病毒感染也可以直接损害心肌细胞,影响心脏功能。

为什么心功能衰竭患者输液时不能过多过快

心功能衰竭患者在输液时一定要注意不要过多或者过快,要求速度比较慢,甚至每分钟只允许滴十几滴。这主要是由于心脏泵功能障碍,不能很好地将血液射出,导致体循环和肺循环均处于瘀血状态。治疗时应该以减轻心脏负荷,增加利尿和改善心脏收缩功能为主,所以过快过多地注入液体会加重心脏负担,引起心率加快。

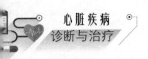

夜间睡眠时出现胸闷憋醒是不是心功能衰竭

如果有心脏器质性病变,在夜间熟睡时突感气短而被迫坐起,应及时到医院就诊,这种现象称为阵发性夜间呼吸困难,它是心脏功能衰竭早期的表现。一般的检查可能不会发现问题,只有进一步检查才能发现病变,最好住院仔细检查,以免耽误诊断。

出现下肢水肿一定有心功能衰竭吗

出现下肢水肿不一定都有心功能衰竭。心脏功能衰竭在临床上分为左心室衰竭和右心室衰竭两种。左心室衰竭表现为肺循环瘀血,患者感到胸闷、呼吸困难、出冷汗、四肢湿冷,双肺底有湿啰音。右心室衰竭表现为下肢水肿、颈部血管充盈明显,有的还可以出现胸腔积液和腹腔积液等。右心室衰竭引起的常是下垂性水肿,白天行走较多时水肿容易出现在脚、踝内侧和小腿前,如果长时间卧床则出现在骶尾部及侧卧一侧的肢体部位。低蛋白血症、肾脏疾病、内分泌疾病和特发性下肢水肿等都可以引起下肢水肿。所以,出现下肢水肿要警惕右心功能不全,但没有明确诊断前,也不要过度惊慌。

为什么有的心功能衰竭患者
用药效果好,有的则不好

心功能衰竭患者由于所患疾病不同、年龄不同,身体其他脏器功能状况也不同,但是一般出现心功能衰竭是已经患疾病很长一段时间。往往在疾病的早期,药物效果很好,但是随着药物使用时间延长,容易产生耐药性,另外长期病变使机体处于失代偿状态,药物效果也会不好。再加上心脏本身病变逐渐加重,如严重的二尖瓣狭窄或关闭不全、严重的先天性心脏病、缩窄性心包炎和黏液瘤等,如果不手术根本不可能改善心脏功能。所以,对于心脏疾病,应及早诊断,及时治疗,以免逐渐加重,晚期即使心脏畸形得到纠正,但心脏功能也不可能完全恢复正常。

心功能衰竭患者出现呼吸困难、胸闷怎么办

如果患者突然出现呼吸困难、胸闷、喘息、大汗淋漓,咳粉红色泡沫痰,这时可能出现急性肺水肿,应立即拨打120;同时让患者采取前倾坐位,双腿下垂,这样可以减少心脏回心血量,减轻肺瘀血和左心房压。有吸氧设备立即吸氧,同时给予利尿剂、口服硝酸甘油等扩血管的药物,减轻心脏负荷,等待医务人员前来抢救。

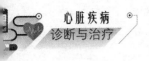

使用洋地黄药物应注意哪些事项

洋地黄药物投入临床使用以来,在治疗心功能衰竭方面发挥了卓越的功效,但是并不是所有心功能衰竭患者都适合用此药,它只是一部分心功能不全患者的首选药物。洋地黄制剂可以增加心脏收缩功能,还可以减慢心率及心房心室传导的作用,所以有下列情况者不宜使用:①肥厚性梗阻性心肌病患者不宜使用;②有房室传导阻滞患者,如果没有安装起搏器,不宜使用。

而且,不同的人体对洋地黄制剂的耐受性不同,长期使用者应注意是否中毒。使用过程中出现心律失常、心功能衰竭加重时应及时检查洋地黄浓度,判断是否有中毒。

为什么心功能衰竭时肝脏也会感到疼痛

如果心脏功能衰竭时间较久,而且表现为双侧心脏功能衰竭,可以引起体循环瘀血,导致肝脏瘀血,出现肝区疼痛,甚至肋骨下可触及肝脏肿大。如果检查肝功能,可有丙氨酸氨基转移酶增高。持续较久可导致肝硬化,称为心源性肝硬化,这时肝脏变硬、缩小,也不会疼痛了,但腹腔积液和肝功能异常仍然存在。

心功能衰竭患者为什么没有食欲

慢性心功能衰竭患者无论对多么香的佳肴都没有胃口,即使勉强吃下去,也会感到腹胀不舒服。这是因为慢性心功能衰竭患者右心功能严重不全,导致体循环瘀血,腹腔脏器血液回流障碍,以致体内脏器长时间处于瘀血缺氧状态,消化道瘀血引起恶心、呕吐、食欲缺乏,甚至形成消化道溃疡,造成消化道出血。

哪些人容易发生心源性猝死

由于心脏原因引起的突然死亡称为心源性猝死,最多见于患有冠心病、夹层动脉瘤、心肌病、心脏瓣膜病等,也可以发生于人工起搏器失灵及电解质紊乱。

有没有药物可以阻止二尖瓣狭窄继续加重

没有药物可以阻止二尖瓣狭窄继续加重,但是可以采取一些办法治疗咽部链球菌感染和风湿热发展,同时预防感染性心内膜炎的发生。比如年轻患者可以皮下注射长效青霉素,每月1次,每次120万单位,控制咽炎和扁桃体炎。

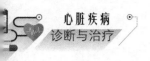
二尖瓣关闭不全比二尖瓣狭窄严重吗

一般讲二尖瓣狭窄可以单独存在,风湿性瓣膜病早期往往从狭窄开始,以后由于瓣膜长期受到慢性炎症侵犯,瓣叶纤维化及瓣下组织融合挛缩等造成瓣膜关闭不全。所以大多数关闭不全患者同时合并二尖瓣狭窄,关闭不全比单纯狭窄损害程度重,但是临床症状不一定是二尖瓣关闭不全比二尖瓣狭窄重。瓣膜关闭不全使得左心室得到容量负荷锻炼,所以关闭不全患者左心室功能比较好;而单纯重度二尖瓣狭窄,由于左心室很小,没有得到容量负荷锻炼,肺动脉高压非常严重,右心室衰竭症状更明显。

心 律 失 常

什么是心律失常

心律失常就是心脏搏动失去正常的节律,可以表现为心动过速、心动过缓或心律不齐。心律失常是心血管病中最常见的症状,但是有不少健康的人也存在心律失常,因此发现有心律失常并不意味着一定患有器质性心脏病。心律失常的临床意义取决于是否合并基础心脏病及其严重程度,以及心律失常的性质。常见的心律失常包括期前收缩(早搏)、阵发性心动过速、心房纤颤、心动过缓、病窦综合征及各种传导阻滞。

什么是期前收缩

期前收缩是由于窦房结以外的异位起搏点提前发生电冲动,简称早搏。按照异位搏动的起源,通常分为房性早搏、结性早搏和室性早搏。其中最常见的是室性早搏,房性早搏次之,结性早搏最少见。如果早搏每隔1、2、3和4个窦性搏动规律性出现一次者,分别称之为二联律、三联律、四联律、五联律。

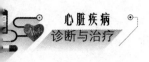

有期前收缩是否存在心脏病

有期前收缩(早搏)并不意味着一定有器质性心脏病,因为健康人在精神紧张、吸烟、饮酒、喝浓茶或咖啡、失眠、过度劳累以及其他病变时均可出现期前收缩。心脏神经官能症及迷走神经亢进者也可以有期前收缩。当心脏受到外界刺激如心导管检查时对心脏机械性刺激,或急性感染、电解质紊乱等,均可引起期前收缩。当然,心脏存在器质性病变时,如冠心病、心肌炎、心肌病或风湿性心脏病等,可引起期前收缩。

期前收缩对人体有什么影响

通常功能性期前收缩(早搏)伴有较多的症状,而器质性期前收缩(早搏)反而不常被患者察觉。是否引起症状,与期前收缩的数量不一定成正比。患者常常感到突然出现强力心脏收缩,自觉心跳不规则或感到心悸,有阵发性梗死感或阵咳,有时突然觉得心脏似乎停顿一下,此种感觉常使患者情绪紧张,担心心脏会停止跳动,这是由于期前收缩后的代偿间歇引起的。所以出现期前收缩,要到医院查明原因,消除不必要的紧张情绪。

心脏期前收缩有哪几种

如果心房或心室突然出现提早的搏动,称之为期前收缩(早搏)。按照起源部位的不同,早搏分为房性、房室交界性和室性3种,其中以室性早搏最多见。室性早搏中约60%为病理性,40%为生理性;房性早搏中约80%为病理性,20%为生理性;房室交界性早搏中,约90%为病理性,且较顽固难治。

心房早搏可以发展为房性心动过速,更严重的可引起心房纤颤。频繁的室性早搏可以发展为室性心动过速,最严重的可发展为心室颤动,引起心搏骤停。

哪些心脏期前收缩需要治疗

一般来说,每分钟少于6次的早搏称为偶发早搏,对人体影响不大,可以不必积极治疗。但每分钟多于6次的称为频发早搏,可使冠状动脉血流减少25%,脑血流减少10%左右,肾血流减少8%~10%。如果为频发房性早搏,有可能引起房性心动过速,甚至发生心房颤动;频发室性早搏可以引起阵发性室性心动过速,甚至心室颤动,导致猝死。故对频发早搏,必须进行积极治疗。药物应在医生的指导下服用,因为治疗心律失常的药物,也可以引发心律失常,故不能随意增减药量。

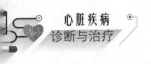

发生阵发性室上性心动过速应如何自己治疗

阵发性室上性心动过速是指由于心房或房室交界处发生连续3次以上快速而规则的心律失常。本病具有突发突止特性,发作时心率可在160～220次/分,脉搏规律、快速而细弱,可以有胸闷、心悸、大汗淋漓、烦躁不安、血压下降、晕厥,甚至气急、心绞痛、不能平卧等症状发生。本病可见于无器质性心脏病的年轻人,也可见于冠心病、风湿性心脏病、心肌病、先天性心脏病等。患者在家中如果遇到此类情况,可以采取如下方法。

(1) 屏气法:深吸气后,在屏住气的情况下,同时做竭力呼气动作,保持胸内压力增高,可以减慢心率。

(2) 诱发呕吐:用手指或压舌板等刺激咽喉部,刺激迷走神经兴奋,反射性降低心率。

(3) 按压颈动脉窦:用手指按压颈部搏动最明显处,用力按摩,每次时间不超过5～10秒。但是注意不能双侧同时按压,否则容易有心搏骤停的危险。

(4) 压迫眼球:用手指按压一侧或双侧眼球约10 s,可以减慢心率。高度近视或青光眼者不能使用此方法,以免发生视网膜剥离或加重青光眼病变。

什么叫心动过速

正常心脏跳动每分钟在60~100次,阵发性心动过速是一种阵发性规律快速的异位心律失常,是由一系列早搏所引起。连续3次以上的期前收缩就称为短阵心动过速,持续发作时,其心率为150~200次/分。根据引起心动过速的异位起搏点部位不同,可分为房性心动过速、交界性心动过速及室性心动过速。因为房性和交界性心动过速在治疗和临床意义上基本相同,且心电图上不易分别,故统称为室上性心动过速。

什么情况下容易引发室上性心动过速

室上性心动过速较多见于健康无器质性心脏病的年轻人,发病原因不明。其发作常与情绪、噩梦、过度劳累、过多吸烟、喝浓茶、酗酒和过饱有关。也较常见于有器质性心脏病患者,如冠心病、高血压性心脏病、急性心肌梗死、风湿性心脏病、心肌病或心肌炎等。

什么情况下容易引发室性心动过速

室性心动过速多见于有严重心肌损害的患者,如急性心肌

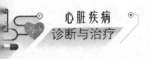
梗死、严重心肌缺氧、洋地黄中毒、心肌炎、心肌病及电解质紊乱（低血钾症），或某些抗心律失常药物的不良反应，偶尔也可以见于无器质性心脏病的年轻人。

阵发性心动过速有什么表现

阵发性心动过速发作时多数患者均能感到症状突然发生并且突然终止。发作持续时间不统一，一般只持续几分钟或几小时，患者感到胸闷、气短、心悸、心前区不适、头晕等。室上性心动过速由于多数没有心脏器质性病变，即使心率达到或超过180次/分，持续几小时，也不引起循环障碍。但室性心动过速发作时，可以导致急性心力衰竭、一过性脑供血不足、心绞痛，甚至心肌梗死等。

如何治疗阵发性心动过速

阵发性心动过速治疗方法如下。

（1）治疗室上性心动过速可先用刺激迷走神经的方法，用手指或筷子刺激咽喉部引起恶心反射，或者让患者先吸气后屏气，再用力做呼气动作。如上述方法不能终止心动过速发作，或发作频繁者，可以服用美西律（慢心律）或胺碘酮（可达龙）等药物。

（2）室性心动过速者常有心脏病，且容易引起严重的后果，应及早到医院就诊,控制原发病,使用药物治疗防止复发。药物治疗无效者,可以采用安装抗心律失常起搏器或进行射频消融打断心脏旁路传导,抑制异位心律发作。

什么是预激综合征

预激综合征简写为 WPW 综合征,患者除具有正常房室传导外,还附加另外的旁路传导,并且于两通路之间形成折返环路,因此容易并发室上性心动过速。

什么是心房纤颤

当心房异位起搏点的频率增高超过每分钟250次,且不规则时,心房变为颤动,称为心房纤颤,简称房颤。房颤使心房失去有节律的收缩,影响心脏的功能。由于房室结具有传导延迟性,不能将高速的冲动传导到心室,心室表现为无节律的收缩。

什么是病态窦房结综合征

窦性心率低于每分钟60次者称为窦性心动过缓,多见于运

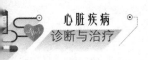
动员、健康的年轻人,增加体力劳动量时心率会随着机体的需求增快。使用一些药物也可以使心率减慢,如服用地高辛等洋地黄制剂。如果患有心脏疾病,如冠心病、心肌梗死、心肌炎或心肌病等造成窦房结损害,可以引起窦性心动过缓,此即所谓的病态窦房结综合征,简称病窦综合征。

心动过缓有什么危害

人的心率容易受到各种因素影响而发生较大的变化,比如在运动、情绪激动、发热时心率加快,而当静息时心率减慢,这是正常的生理调节。心率过慢,心脏排血量下降,重要脏器供血不足,如大脑供血不足,可以引起眩晕,严重时出现晕厥、神志不清,甚至危及生命。

心脏供血不足可以引起活动后心慌、气短、胸闷,如果有冠心病,可以出现心绞痛加重,持续时间久,使心脏扩大,甚至出现心力衰竭。因此,对于病理性心动过缓应积极治疗。

哪些心动过缓需要治疗

窦性心动过缓患者多数没有明显不适。如果心率明显减慢,由于心排血量减少,患者可以感到心悸、乏力、胸闷,甚至晕厥等。如果随着运动或注射阿托品后,心率增快,则这种心动过速不需治疗。

由于炎症、心肌缺血或退行性改变,导致窦房结功能严重障碍出现以下情况。

(1) 严重而持久的心动过缓,心率低于 40 次/分。

(2) 窦性停搏,窦房结在较长时间内不发放电冲动,心电图表现为在一定时间内没有电信号,通常超过 2.5 秒。

(3) 窦房阻滞,表现为虽然窦房结可以发出冲动,但不能传导到心房。

(4) 快慢综合征,表现为心率忽快忽慢,是窦房结动能异常所致,快时心率高到 100～200 次/分,慢时在 40 次/分左右。

患者出现以上情况时,没有特效药物治疗,需要安装永久起搏器,从而避免危险发生。

起搏器是一种什么装置

起搏器就是用电刺激方法使心脏跳动的一种机器,包括刺激电极、导管和起搏器三部分。刺激电极是直接与心脏接触的小金属片;导管是电极和起搏器之间的金属传送管道;起搏器又称脉冲发生器,是发送能源的装置,其内有电池和电子元件。三者组成一个系统,由起搏器发放电脉冲,通过导管传送到电极,引起心脏规律性收缩。

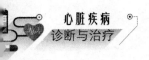

传导阻滞者何时需要安装起搏器

传导阻滞是指心脏电冲动从窦房结到心室传导过程中受到阻滞,传导阻滞根据其程度分为Ⅰ度、Ⅱ度和Ⅲ度。Ⅰ度房室传导阻滞因为没有心室率减慢,不需其他治疗;Ⅱ度房室传导阻滞如果心室率不是很慢,可以口服阿托品、山莨菪碱或异丙肾上腺素治疗;Ⅲ度房室传导阻滞应安装永久起搏器。

哪些患者需要安装起搏器

凡是严重的心动过缓者,如果有症状,且经过药物治疗无效,不管是何种原因引起,均需要安装起搏器。目前,起搏器治疗范围越来越广,不仅单纯局限于心动过缓,还可以治疗某些室上性和室性心动过速。根据临床经验,某些心律失常的患者不用起搏器,单用药物治疗效果不好,如容易发生心室纤颤的患者,可以安装除颤起搏器,避免突发死亡事件的发生。

安装起搏器有哪些方法

心脏有心外膜、心肌和心内膜3层,起搏电极可以安放在这

3层的任何部位。心脏开胸手术时安装起搏器，多采用将起搏导线缝在心外膜或心肌上，再连接起搏器的方法，这种方法往往是临时性的。目前最常用的是经过静脉心内膜安装起搏器，电极通过静脉进入心房或心室，放在心肌小梁内进行起搏。这种方法简单易行，不用开胸，创伤小。

安装起搏器有什么危险

现在安装起搏器手术创伤小，方法简单，操作成熟，相对很安全。一般情况手术并发症很少，但是个别病情重、心脏大、心脏功能差、应激性高的患者，手术中容易诱发心室纤颤等严重并发症，甚至心脏停搏。当然，手术的安全性还与医生的技术操作熟练程度有很大关系。另外，起搏器埋植在皮肤下面，手术后容易引起感染、渗液等。

安装起搏器要做什么准备

安装起搏器前要测量患者体温、血常规、出凝血时间及肝、肾功能，确定有无感染及血液系统疾病。如果心功能较差，不能平躺，应先纠正心脏功能，待心力衰竭纠正后，再安装起搏器，避免心肌应激性高，发生心脏意外事件。

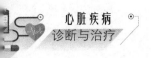

安装起搏器术中及术后患者应如何配合

由于安装起搏器时要局部麻醉,患者应该主动配合医生工作。如要求患者转身、深呼吸或咳嗽时,要积极配合,以免延误手术时间或造成测试的失败。手术后应常规平卧休息,安装起搏器皮肤处要压迫处理,防止伤口渗血。手术后 24 小时不能下床活动,避免导管移位而需要再次手术。

安装起搏器后会有什么并发症

现在安装起搏器的并发症很少,但是也有少数病例出现起搏器失灵,可能是由于导管位置移动所致,需要重新固定;也可出现由于消毒不严格,或者患者过于消瘦、皮下脂肪少,起搏器大、囊袋紧,磨破皮肤,起搏器外露发生感染等。有些患者心脏功能差,由于血液瘀滞容易引起血栓形成或导致栓子脱落,引发肺栓塞。当起搏器元件或电池耗竭失灵时,会引起起搏频率减慢或增快,遇到以上情况,要及时到医院就诊。

程控功能的起搏器有什么优点

起搏器的工作参数能够在体外进行调节,使其更符合患者的具体需要,这种功能称为起搏器的程控功能。例如,起搏器的频率出厂时定为70次/分,有的患者装完起搏器后觉得慢一点比较舒服;也有的患者装上起搏器后自身心率反而加快,此时就可经体外频率程控调节,使起搏心率降下来。这样既可节约能源,又符合生理要求。另外,起搏器系统发生某些障碍,可以通过对起搏器的工作参数进行体外调节,避免再手术的痛苦,方法简单,对患者没有影响。

安装起搏器后应了解什么

安装起搏器后,首先要记住起搏频率,即每分钟起搏次数。其次要记住安装起搏器的日期、型号、生产厂家和工作方式。如果起搏器经体外调节过,要记住最后调整的数据和参数,便于日后其他医生或发现危险情况时抢救使用。

安装起搏器后有时感到心悸如何处理

有些患者心率较快时并无不适,而当心率低于起搏器开始起搏工作的频率时,会刺激心脏自觉心跳很重。该状况往往发生于安装完起搏器不久,随着时间的推移,则会逐渐感觉适宜。

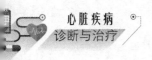

为什么安装起搏器后要尽早活动上肢

目前安装起搏器多数是从头静脉置入导线,手术后患者不敢活动上肢。一方面怕因为活动上肢牵动导管发生移位,另一方面是因为局部伤口感到疼痛。但如果长期不活动,致使局部肌肉僵硬,稍做活动就疼痛,容易留下后遗症。所以,手术后主张早期开始活动上肢,尤其在伤口愈合良好后,更不必顾虑。要求上肢活动高举过头,以能摸到对侧耳朵为宜,开始活动会稍感疼痛,但过几天就会好转。

安装起搏器后还要不要服用其他药物

起搏器只能解决患者心率快慢问题,可防止晕倒而发生意外。随着起搏器工作,心功能会有所改善,心肌供血有所增加,心绞痛减轻,但并不能根治所有的心脏原发病,因此仍要服用药物治疗原发病。特别是对于有心律失常者,要使用抗心律失常药物。如果患者是房颤,一旦感觉不舒服,就要服用药物将心率减慢。

安装起搏器患者可否看电视或打手机

现在使用的起搏器在设计上有抗干扰能力,都有保护电路,具有很好的屏蔽作用,因此对日常生活中经常接触的电器不用担心,可以照常看电视、使用计算机,可以使用电熨斗、电动剃刀等。进行 X 线胸片检查、超声心动图或放射性核素检查时均没有障碍。手机的磁场很小,也几乎没有影响,但如果经常打手机电话,可以考虑使用安装起搏器对侧的手,这样离起搏器稍微远一点。起搏器的自我保护装置可以让患者安全地乘坐飞机,机场设施和飞机本身不会带来任何影响,但患者需要带好起搏器担保卡,这样可以顺利通过机场的安全检查。

应避免强磁场干扰,如做磁共振检查或短波一类的理疗,可能引起起搏器功能异常,使其暂时停止工作,如果患者自身心率不能很快恢复正常,则有引起晕厥的危险。

安装起搏器后可否上班或做家务

安装起搏器后,由于心脏功能得到改善,原来的症状减轻或消失,患者可以正常地做家务。如果身体状况允许,可以上班工作。

安装起搏器患者可否外出旅游

患者安装起搏器后,心跳加快,临床症状得到改善,体力有所恢复,如果心脏功能和体力允许,可以外出旅游。但无论是劳动还是旅游,都要量力而行,注意适当休息,不要勉强,根据自身情况进行调整。

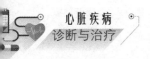

安装起搏器后应如何复查

严格地讲,安装起搏器后应经常到医院检查,了解起搏器功能情况,何时更换起搏器。一般来说,2～3个月随访一次为好,起搏器使用后期,更应加强随诊,甚至每月1次,以便了解电池消耗情况,及时更换电池。如果出现心搏变化,或者头晕,甚至晕厥,应及时到医院检查。

为什么有些患者安装起搏器后症状没有改善

有些患者安装起搏器后,症状反而加重,对这些患者进行起搏器检查是必需的。如果心房和心室同时收缩,由于心室压力比心房高,心房内血液不能排入心室内,高的心室压力逆传到心房,导致上下腔静脉回流障碍,产生头晕头胀、血管搏动等症状。应该安装心房心室顺序起搏器,使其符合生理情况。

为什么心脏起搏时腹部也发生抽动

如果起搏器导管头固定的位置过深,且偏下方,就会因为电脉冲刺激膈肌引起膈肌抽动,每当心脏起搏一下,患者上腹部也抽动一下。这种现象时间久了会逐渐减少，直到消失，也可以通过减低电压输出，使刺激减轻。如果患者反应强烈，应该调整导管头的位置，直到没有反应。

安装起搏器后可以进行其他手术吗

如果安装起搏器后需要做胃肠道手术、绝育手术、拔牙等，是可以的，这样的手术在有起搏器保驾下更安全。但是在做胸部手术时，应该避免损伤起搏器和导线，尽量在手术前将起搏器关掉，避免击伤起搏器。

起搏器可以使用多久

起搏器使用的时间，取决于其本身电池能量的大小，同时取决于使用起搏器的次数。一般使用8～10年，如果是调低起搏频率，或者患者自身心律占主导，起搏器使用的节律少，耗能降低，可以使用更长时间。双腔起搏器和频率反应性起搏器由于功能多，构造复杂，消耗能量多，使用寿命短一些。